U0351954

# 广东省中医院名中医
# 专为肾脏保健而写的指导书

广东省中医院始建于 1933 年，是我国近代史上最早的中医医院之一，被誉为"南粤杏林第一家"，是全国规模最大、实力最强的中医医院之一。广东省中医院大肾科成立已经 50 年。半个世纪以来，肾科人秉承"衷中参西"精神，励精图治，不断开拓创新，历经几代人的拼搏奋斗，建成了集医、教、研于一体的中医肾病医疗重点专科，拥有一支基础知识扎实、技术力量雄厚、中医特色突出、人才层次合理的先进中医医疗技术团队。

刘旭生　广州中医药大学教授，主任医师，博士生导师，广东省中医院肾病大科主任，学科带头人，国家中医临床研究基地重点病种(慢性肾脏病)负责人，国家中医药管理局肾病重点专科协作组大组长之一，牵头重点病种慢性肾衰及尿血病协作研究，全国第二批名老中医学术继承人，获全国首届中医药传承高徒奖，全国第二届百名杰出青年中医，中华中医药学会肾病专业委员会常委，世界中医药联合会肾病专业委员会副主委，广东省中西医结合学会肾病专业委员会主任委员，广东省中医药学会慢病管理专业委员会主任委员。近年来发表论文 50 余篇，其中 SCI 论文 19 篇，主编或副主编专著 7 部；获得国家专利授权 9 项，转让 1 项；制定广东省地方标准 1 个；主持包括国家"十二五"科技支撑计划和国家中医药行业专项课题 10 余项，获得科研经费 2000 余万元；培养博士、硕士 40 多名。

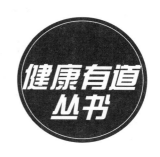

健康有道
丛书

# 肾气足　百病除

**丛书主编**　吕玉波

**副主编**　陈达灿　翟理祥　邹　旭
　　　　　张忠德　杨志敏　胡延滨

**本册主编**　刘旭生

**副主编**　卢富华　赵代鑫　吴一帆
　　　　　林启展　包　崑　邓丽丽

羊城晚报出版社
·广州·

**图书在版编目（CIP）数据**

肾气足　百病除 / 刘旭生主编 . — 广州：羊城晚
报出版社 , 2014.4

（健康有道丛书 / 吕玉波主编）

ISBN 978-7-80651-325-5

Ⅰ . ①肾… Ⅱ . ①刘… Ⅲ . ①肾虚 — 中医治疗法②肾
病（中医）— 中医治疗法 Ⅳ . ① R256.5

中国版本图书馆 CIP 数据核字（2013）第 247707 号

**图片提供**　　刘枫　谭江

# 肾气足 百病除
Shenqi Zu Baibing Chu

---

| | |
|---|---|
| **策划编辑** | 高　玲 |
| **责任编辑** | 高　玲 |
| **责任技编** | 张广生 |
| **责任校对** | 胡艺超　麦丽芬　雷小留 |
| **装帧设计** | 谭　江 |
| **出版发行** | 羊城晚报出版社（广州市东风东路 733 号　邮编：510085）<br>网址：www.ycwb-press.com<br>发行部电话：（020）87133824 |
| **出 版 人** | 吴　江 |
| **经　　销** | 广东新华发行集团股份有限公司 |
| **印　　刷** | 佛山市浩文彩色印刷有限公司（南海区狮山科技工业园 A 区） |
| **规　　格** | 787 毫米 ×1092 毫米　1/16　印张 14.75　字数 180 千 |
| **版　　次** | 2014 年 4 月第 1 版　2015 年 4 月第 2 次印刷 |
| **书　　号** | ISBN 978-7-80651-325-5 / R・217 |
| **定　　价** | 35.00 元 |

---

# 序

现在您翻开的这本书，是广东省中医院与羊城晚报出版社精心合作推出的《健康有道丛书》系列之一。

随着社会的发展、生活方式的改变及人口老龄化的加快，慢性病已经成为全人类健康的最大威胁。正如老百姓们常说，健康就是生命的基石，没有好身体的保障，再多金钱、财富、爱情、事业都等于"0"。

中医药学是一个伟大的宝库，其独特的辨证论治、整体观念的理论体系以及丰富的临床技术为中华民族的繁衍昌盛和人类的文明作出了巨大的贡献。"治未病"理论是中医药保健、防病治病的精髓，认为疾病的防控应重视强身防病、有病早治、已病防变、病愈防复。因此，如何教会人们掌握防病御病之法，进行自我健康管理是其中的一个非常重要的内容。

广东省中医院是一家拥有 80 年历史的中医院，同时也是全国规模最大、服务病人数量最多、拥有最多重点学科和专科的中医院。长期以来，医院致力于中医药文化的建设与弘扬，并不断拓宽中医药服务的领域，拥有一大批广受群众信赖的名医，很多患者和群众都很希望能够通过多种渠道来获得这些名医介绍的健康知识，科学地进行健康管理。

这套《健康有道丛书》最大的特点，在于它的专业性。它由中医临床医生自己来谈健康，作者分别是广东省中医院各个重点专科的名医，他们拥有深厚的中医理论基础和丰富的临证经验，并多年来从事本专科领域的科学研究。书中所列举的内容，都是他们针对临床中碰到的常见病、多发病、疑难病进行了系统的整理，详尽地从中医预防、保健、康复和治疗等各个方面给出切实可操作的方法和建议。

在大样本临床研究的基础上，他们用生动的事实告诉我们，要想"不生病、少生病、活得更好"，就必须从运动、饮食、睡眠、情志、起居做起。饮食要符合自然规律，运动也要符合自然规律，睡眠、情志等更不能例外。根据自然界季节、节气、时辰与五脏六腑的对应关系进行调控。在人体还处于"未病"阶段，及时发现，及时治疗，促使其向健康转化。人的脏腑功能旺盛了，人的正气就会旺盛，人的抵抗疾病的能力就会旺盛。

希望您在翻阅本书时如同有名医在旁指导健康，如果书中的某些内容能成为您信手拈来的健康门道，将是我们最大的快乐。

是为序。

（吕玉波：广东省中医院名誉院长、广东省中医药学会会长）

# 前　言

人的生命过程就是一个肾气由弱到强、由盛转衰直至消亡的过程。

中医认为，肾主藏精，而精气是维持我们生命活动的基本物质，只有肾气充盈，才能正常地为人体五脏六腑提供滋养，为人体的生命活动提供保障。

肾是五脏六腑的根基，"五脏之阴气非此不能滋，五脏之阳气非此不能发"。肾气的虚实变化，主宰人一生的生长发育，主管全身的水液代谢，控制骨髓、脑髓的生长，并与排尿、排便、生殖功能、遗传功能、呼吸功能、造血功能密切相关。若人体出现肾虚，就会引起身体各部分的联动反应，如腰膝酸软、记忆力减退、失眠、早衰等。对这些肾虚症状若放任不管，久而久之，就会导致与之相关的各类疾病的发生，如生殖系统疾病、骨骼疾病、神经系统疾病、肾脏疾病、呼吸疾病等。

因此，健康必养肾。

其实，很多人都知道养肾的重要性，也很注重日常的调养。但是，大多数人对自己的身体并没有一个全面的了解，对什么是肾虚，什么是肾病，都是一知半解，甚至误将肾虚当肾病，误将肾病当肾虚的大有人在。有些人还将一些道听途说的方法拿来亲身试验，此种做法不仅毫无效果，有时反而是背道而驰，解决不了自身的问题，还浪费时间和精力，得不偿失，甚至贻误了治病的良机。

本书用专业的知识、朴实易懂的语言，从大众最关注的问题着手，向您系统阐述中医所谓"肾虚"、西医所谓"慢性肾脏病"的系列临床表现以及日常调养方法。主要从日常起居、家常食物、中药食疗、穴位疗法等方面介绍养肾的方法和技巧，希望能带给读者实用易学的保健方法。

肾的作用贯穿生命始终，对肾的养护也是贯穿一生的工作。我们要于细节处留心，养护自己的生命之本，延缓肾虚，防治肾病，让生命之树长青！

在本书编写过程中，广东省中医院大肾科的许多医生、护士、研究生都作出了很多的贡献，在此一并表示感谢！因时间紧促，本书难免有错漏之处，望广大读者不吝批评指正。

# 目　录

## 第三章 中草药的养肾智慧

# 目　录

# 第四章 注意日常起居，从细节养肾

# 第五章　人体的养肾大穴

# 第六章　常见肾虚症状的调理

# 第七章 慢性肾脏病日常调养原则

# 第八章 常见慢性肾脏病的保健方法

第一章

# 健康必养肾

中医的"肾"是一个功能性的概念，与人体的五脏六腑关系密切，维持着人体各项功能的正常运转。若运转失衡，就会出现一系列的肾虚症状：精神疲乏、头晕健忘、发脱枯悴、腰背酸痛、性机能失常等。任何人都可能肾虚，肾虚又以肾阴虚、肾阳虚最为常见，分清肾虚的病因与类型，是防治肾虚的前提。养肾要因人而异，养成良好生活习惯是养肾的根本。

# 正确认识"肾"

首先，我们好好来认识一下"肾"，其实，中、西医的"肾"是不同的概念。

中医认为"肾"是一个功能性的概念。

肾是先天之本，是人体健康的根本，是五脏六腑的根基。肾气的虚实变化，主宰人一生的生长发育，主管全身的水液代谢，控制骨髓、脑髓的生长，并与排尿、排便、生殖功能、遗传功能、呼吸功能、造血功能密切相关，是包括内分泌、免疫、泌尿、生殖、呼吸、血液、神经、运动等系统在内的一个整体概念。在这个整体中，各部分分工协作，维持各项功能正常运转，一旦运转失衡，就会出现如腰膝酸软、记忆力减退、失眠、早衰等各种"肾虚"症状。

西医的"肾脏"是一个解剖学的概念，是隶属于泌尿系统的一个器官。

肾脏位于腹膜后脊柱两旁浅窝中，为成对的扁豆状器官，长 10～12 厘米，宽 5～6 厘米，厚 3～4 厘米，重 120～150 克，左肾较右肾稍大。肾脏是结构复杂的代谢处理器，具有下述 4 个方面的功能：

**1. 生成尿液，维持水的平衡**。肾脏最重要的功能就是形成尿液。当血流经过肾动脉，进入肾小球时，体积大的成分，如红细胞、白细胞、血小板、蛋白质等，因不能通过肾小球的筛孔，所以仍留在血管内，重新返回体内；而体积小的成分，如水分、钠、氯、尿素、糖等，就通过这些筛孔滤出，流进肾小管内，此时滤出的液体叫作原尿。

**2. 排除人体的代谢产物和有毒物质**。人体进行新陈代谢的同时，会产生一些人体不需要甚至有害的物质，如尿素、尿酸、肌酐等含氮物质。肾脏能把这些废物排出体外，从而维持正常的生理活动。

**3. 维持人体的酸碱平衡**。肾脏能够把代谢过程中产生的酸性物质，通过尿液排出体外，同时重新吸收碳酸氢盐，并控制酸性和碱性物质排出量的比例，维持酸碱平衡。

**4. 调节人体的生理功能**。如分泌与调节血压有关的肾素、前列腺素；分泌与造血功能相关的促红细胞生成素；分泌与调节钙磷代谢有关的 1,25－二羟基骨化醇等。

原尿里面含有许多营养成分，如糖、氨基酸等，当它流经肾小管时，这些营养成分就被全部重新吸收入体内，水分99%也被吸收，只剩余机体的代谢废物和很少的水分形成了尿液。尿液进入肾盂后，再经过输尿管流入膀胱，当尿液潴留到一定量时，就被排出体外。

# 别让肾虚动摇你的生命之根

肾虚是一个中医学的专有名词。

肾为先天之本，肾虚必会引起身体各部分的联动反应，从而导致与之相关的各类疾病的发生，如生殖系统疾病、骨骼疾病、神经系统疾病、口腔疾病、肾脏疾病、呼吸疾病、五官科疾病等，可表现为精神疲乏、头晕健忘、耳鸣耳聋、发脱枯悴、齿摇稀疏、腰背酸痛、性机能失常（梦遗、阳痿、滑精等）、男子不育、女子不孕、小儿囟门迟闭和骨软无力、老年人骨质脆弱和易于骨折等。

要防止肾虚，先要知道肾虚是由哪些原因引起的。

**1. 先天不足**。先天不足即是指先天禀赋不足型肾虚。《灵枢·寿天刚柔》篇说："人之生也，有刚有柔，有弱有强。"由于父母体弱多病时怀孕，或酒后房事怀孕，或年过五十精气力大减之时怀孕，或早婚时怀孕，或生育过多，精血过度耗损后怀孕，或妊娠期中失于调养，胎儿发育不良等等，都会引起下一代形体虚衰，或先天畸形、痴呆、缺陷。

**2. 后天失养**。后天失养指的是长期劳累、生活紧张、房事过度，或久病伤肾、年老体衰等后天因素导致肾虚。

简而言之，导致肾虚的后天原因大致如下：

现代人的生活节奏快，工作压力大，身体处于一种过度疲劳的状态，而日常生活作息无规律，饮食无节制加上吸烟、酗酒等不良生活习惯，都会损耗人的肾气导致肾气亏虚，出现腰膝酸软、耳鸣耳聋、男子阳痿遗精、女子经少经闭等一系列肾虚的症状。

随着社会观念的开放，部分人过度纵情，性生活过于频繁，或者手淫过度，这些不良习惯都会耗伤肾精、肾气，导致肾虚。

机体疾病的失治、误治或久治不愈均有可能影响到肾脏，损耗肾气，导致肾虚。老年人由于身体机能衰退，肾气消耗，而形成肾虚。

为什么会肾虚，中医认为：先天不足、后天失养均会导致肾的功能失调，出现一系列肾虚症状。

综上所述，可见肾虚是不分男女的，可以是正常身体机能衰退所致的结果，但更多的是个人不懂得养生护肾所导致的。

# 你肾虚吗？

中医讲的"肾虚"主要分为肾阴虚、肾阳虚、肾气不足、肾精亏虚等证型，以肾阴虚、肾阳虚最常见。其共同的特征，均可表现出腰膝酸软或疼痛、耳鸣、夜尿增多等。

**肾阴虚** 肾阴虚是肾脏阴液不足所致。肾阴是一身阴液的根本，若是肾阴不足，就容易出现腰膝酸痛，眩晕耳鸣，失眠多梦，男子阳强易举，遗精，妇女经少经闭，或见崩漏，形体消瘦，潮热盗汗，五心烦热，咽干颧红，尿黄便干，舌红少津，脉细数。

**肾阳虚** 肾阳虚多由素体虚弱，或年老久病或房劳过度损伤肾阳所致。肾阳虚最典型的症状就是畏寒怕冷、手脚冰凉。另外还会出现面色白，腰膝酸软，头晕耳鸣，神疲乏力，自汗，阳痿，不孕，舌质淡，苔白，脉沉迟而尺弱。

**肾气不固** 肾气虚固摄无权就会出现肾气不固

的症状。常见症状有面白神疲，听力减退，腰膝酸软，小便频数而清，或尿后余沥不尽，或遗尿，或小便失禁，或夜尿频多，男子滑精早泄，女子带下清稀，或胎动易滑，舌淡苔白，脉沉弱。

**肾不纳气** 肾不纳气是肾气虚衰，气不归元所致，会出现久病咳喘，呼多吸少，气不得续，动则喘甚，自汗神疲，声音低怯，腰膝酸软，舌淡苔白，脉沉弱，或喘促加剧，冷汗淋漓，肢冷面青，脉浮大无根；或气短息促，面赤心烦，咽干口燥，舌红，脉细数。

**肾虚水泛** 素体虚弱，久病失调，肾阳衰弱不能温化水液，就会致水湿泛滥，出现肾虚水泛的证候。如：周身浮肿，下肢尤甚，按之没指，腹胀满，小便不利，腰膝酸软，形寒肢冷，或见心悸，呼吸急促，喘咳痰鸣，舌质淡胖，苔白，脉沉细。

# 五脏六腑与肾的关系

## 肾与心

肾藏元阴、元阳，是人体全身阴液、阳气的根本，张景岳说："五脏之阴气非此不能滋，五脏之阳气非此不能发"。因此，肾与人体各脏腑的关系是密不可分的。

在五行中，肾属水，心属火，心肾之间的关系是"心肾相交"、"水火既济"。肾水在下以上升为顺，肾阴必须上济于心，使心火不亢；心火在上以下降为和，心火必须下降于肾，使肾水不寒。如肾水不升或心火不降，则会导致心肾不交证。肾中阴阳为元阴、元阳，是人体阴阳的根本，心阴、心阳都依赖于肾阴、肾阳的滋润和温煦，如肾阴亏虚或肾阳不足，可导致心肾阴虚或心肾阳虚证。

## 肾与肝

肾藏精，肝藏血，精能化血，血能生精，所以有"精血同源"、"肝肾同源"之说。在五行中，肝属木，肾属水，水能涵木。肾水为命门之火所蒸，化气上升，肝气受益，如肾水充足，则肝阳不亢，肝风不动；若肾水亏虚，则易致肝阳上亢，甚至生风动血。

## 肾与脾

肾为先天之本，脾为后天之本。"脾阳根于肾阳"，肾阳为人体阳气的根本，能温煦脾阳，具有促进脾胃运化、腐熟的功能。同时，肾阳也需要脾胃所化生的水谷精微补充。肾阴为人体阴液的根本，脾胃的运化功能除了赖于命门之火的温煦，还赖于肾水的滋润。

肾属水，脾属土，土能克水。肾水的运化、输布得到脾土的制约，水液才能安其位而不得妄行、泛溢。

## 肾与肺

肾与肺的关系主要表现在水液代谢和呼吸运动两方面。"肺为水上之源，肾为主水之脏"，肺的宣发、肃降和通调水道，有赖于肾的蒸腾气化；而肾的主水功能，反过来亦有赖于肺的宣发、肃降和通调水道的功能，两者功能失调，则会导致水液代谢紊乱。

"肺为气之主，肾为气之根"，肺主气，司呼吸，肾主纳气，肾气充盛，吸入之气方能经肺之肃降而下纳于肾。另外，肾阴为一身阴液之根本，肾阴虚不能滋养肺阴会导致肺阴虚，而长期肺阴虚亦可损及肾阴。

## 肾与膀胱

膀胱主要有贮尿和排尿的作用，在人体水液代谢过程中，水液通过肺、脾、肾、三焦诸脏腑的作用，布散周身，被人体利用后生成尿液贮存在膀胱，再通过膀胱的气化功能而排出体外。膀胱的气化功能，很大程度上取决于肾气的盛衰，肾气的推动有助于膀胱气化功能的实现。

# 养成良好生活习惯是根本

养肾首先就要养成良好的生活习惯。作息时间规律，劳逸有度，合理运动，饮食有节，性生活节制，调节情志，保持心态平和，避免影响人体健康的不良生活习惯。若能这样，便能肾精充盈，阴阳调和，气血畅顺，精力充沛，健康享受人生。

**1. 生活规律，性生活有节**。明代著名医家张景岳在《类经·摄生》中指出："欲不可纵，纵则精竭，竭则真散。盖精能生气，气能生神。故善养生者，必宝其精。精盈则气盛，气盛则神全，神全则身健，身健则病少。"所以，日常生活中，一定不要纵情玩乐，应使生活规律，作息相宜，性生活不可过度。

**2. 科学饮食，不滥用药物**。科学饮食包括养成良好的饮食习惯，如不暴饮暴食，尽量少吃肥甘厚味、辛辣煎炸的食物，不吸烟，不酗酒，酒后不饮浓茶等。食补胜于药补，在饮食均衡的基础上，可以多食中医认为具有补肾功效的食物，不要盲目进食声称可以"补肾"的药物或保健品。

**3．注重运动调养**。生命在于运动，每个人可以根据自己的特点，选择适合自己的运动，如太极拳、八段锦、五禽戏、瑜伽等比较温和的运动，坚持练习，可以达到良好的养生效果。

**4．调节情志**。人有七情，在正常精神活动范围内，不会致病，但七情过激，则有损健康。《素问》中说肾"在志为恐"，"恐伤肾"。长期恐惧，会致肾气受伤，固摄无力，造成遗精、阳痿等症。另外，情志失调，会造成气机逆乱，气郁化火，灼伤肾阴，致肾阴不足，或气滞血瘀，肾络受损，成为肾病的致病因素。

防胜于治，只有平时养好肾，才可以避免肾虚的发生。

# 养肾，因人而异

因为不同的人有不同的体质，所以一定要辨明自己的体质，弄清楚自己的身体状况。

养肾不是千篇一律的，因为不同的人有不同的体质，适合一个人的养肾方案不一定适合另一个人，说不定还会适得其反。

中医将人的体质分为九大类，有些人还可能会同时出现两种或两种以上体质类型特征，对于这种复合体质的人而言，养肾更需慎重，需要专业中医师的指点。气虚型、阴虚型、阳虚型、湿热型、痰湿型、血瘀型这几种体质是人群中比较常见的体质，在日常生活中需要从精神、饮食、起居、运动锻炼、药膳等方面来调理。

**气虚型** 这类体质的人容易感冒，平素易体倦乏力，常自汗出，经常头晕，舌淡苔白，脉虚弱。平时可多吃具有益气健脾作用的食物，如黄豆、白扁豆、鸡肉、泥鳅、香菇、大枣、桂圆、蜂蜜等。一些有耗气作用的食物应尽量避免，如槟榔、空心菜、生萝卜等。运动方面，宜以柔缓运动，如散步、打太极拳等为主，不宜做运动量太大的运动。

**阴虚型** 这类体质的人经常会感觉口渴，容易心烦气躁，小便黄，大便硬，容易便秘，舌红苔少，脉细数。这类体质的人平时可多吃甘凉滋润的食物，如瘦猪肉、鸭肉、龟、鳖、芝麻、百合等。少食羊肉、狗肉、韭菜、辣椒、葱、蒜、葵花子等性温燥烈的食物。

**阳虚型** 这类体质的人怕冷，经常四肢冰冷，喜温饮不喜冷饮，小便清长，大便稀溏，舌淡，脉沉迟。这类体质的人可多吃甘温益气的食物，如牛羊狗肉、葱、姜、蒜、花椒、鳝鱼、韭菜、辣椒、胡椒等。少食生冷寒凉食物，如螃蟹、田螺、豆腐、苦瓜、荸荠、香蕉、梨、西瓜、冰淇淋、冰冻饮料等。做一些舒缓柔和的运动，如慢跑、散步、打太极拳。多与人交谈，多听一些激扬、高亢、豪迈的音乐，调节一下情绪，增加兴奋度。

**湿热型** 这类体质的人经常感觉口苦口干，容易长痤疮，身重困倦，大便黏滞不畅或燥结，小便短黄，舌红，苔黄腻，脉象多见滑数。这类体质的人饮食宜清淡，多吃甘寒、甘平的食物，如绿豆、空心菜、苋菜、芹菜、黄瓜、冬瓜、藕、西瓜等。少食辛温助热的食物，戒除烟酒。避免熬夜、过于劳累。盛夏暑湿较重的季节，要减少户外活动。适合做大强度、大运动量的锻炼，如中长跑、游泳、爬山、各种球类等。

中午要保持一定的午休时间，避免熬夜、剧烈运动和在高温酷暑下工作。宜节制房事，适合做中小强度、间断性的身体锻炼，可选择太极拳、太极剑等。锻炼时要避免出汗过多，及时补充水分。平时宜克制情绪，遇事要冷静，正确对待顺境和逆境。平时多听一些曲调舒缓、轻柔、抒情的音乐，防止恼怒。

**痰湿型** 这类体质的人一般体形较胖，腹形肥胖多见，常见精神疲倦、懒动嗜睡、头身困重如裹、胸闷、口中黏腻、大便稀溏夹有黏液、舌淡红、苔白厚腻、脉濡滑。这类体质的人饮食方面要注意少食肥肉及甜、黏、油腻的食物，酒类也不宜多饮，且勿过饱。痰湿型体质的人多形体肥胖，身重困倦，平时应坚持体育锻炼，通过运动出汗可把体内的一部分湿气排出体外，散步、慢跑、球类、游泳以及各种舞蹈、瑜伽均可选择，运动量应逐渐加强。

秋冬注意保暖防寒，夏季避免吹空调电扇。平时可适当晒太阳，尤其是背部可多晒。

**血瘀型** 这类体质的人一般形体偏瘦，平素面色晦暗，皮肤偏暗偏干燥、容易出现瘀斑，身体某部位疼痛（常为刺痛），眼眶黯黑，唇暗淡或紫暗，女性多见痛经、闭经，或月经血色黯黑，夹有血块，崩漏，或有出血倾向。舌质多紫暗或偏暗，有瘀斑，舌底络脉（舌下静脉）曲张或怒张，脉涩或弦。这类体质的人可选择多食山楂、红糖、黑木耳、黑豆、萝卜、胡萝卜、金橘、橙、柚、桃、李子、醋、玫瑰花、绿茶，这些食物有活血、散结、行气、疏肝解郁的作用。另外，坚持每日喝少量的红酒也可以起到活血化瘀从而软化血管的作用。保证足够的睡眠，但不可过于安逸。运动是最简单、最有效的活血方式，可以改善血液的高凝状态。

# 补肾误区，你知道吗？

"你肾虚啊？"简单一句，却对男性有着无比的杀伤力，似乎"肾虚"这一词衍生出许多想象空间。

**1. 肾虚不是男人"专利"。**许多人都认为肾虚是男性的"专利"，人们的这种认识主要是基于男性在性生活方面的"行"与"不行"，若男性在性生活方面"不行"就认为是肾虚了。但实际上，女性也一样会肾虚，且女性肾虚的比例相当高，并不低于男性。男女肾虚的表现有许多相同之处，都可表现为腰酸膝软、夜尿增多、头晕疲乏等，而不同之处在于男女生殖系统的不同，在这一系统里，男性肾虚主要表现为性功能下降、滑精、早泄等；女性肾虚主要表现为月经改变、白带清稀、不孕、性欲冷淡等。

**2. 肾虚不等于肾病，肾虚与肾病是两个不相同的概念。**肾病是指肾炎、肾结石、肾结核、肾肿瘤、肾衰竭等西医学概念上的疾病，这些疾病都是肾脏发生了器质性或功能性的改变，导致尿

可选择食用一些具有健脾利湿或温中化痰的食物，如芡实、薏苡仁、赤小豆、白扁豆、莲子、白萝卜、姜、葱、蒜、韭菜、洋葱、紫菜等。

15

液的质和量的异常，如血尿、蛋白尿、多尿、少尿等，以及代谢产物排泄异常。西医诊断肾脏疾病，一般要借助现代仪器和实验室检查。肾病，根据其临床症状，经过中医的四诊收集资料、辨证分析，既有可能属于中医肾虚证，也可能根本不是，所以说肾病不等于肾虚。

肾虚是一个中医证候，不是一个简单的症状，也不是一个疾病的名称，所以需要有临床经验的专业中医师进行细致认真的综合分析判断，才能得出是否符合中医肾虚的判断。因此，中医肾虚和西医肾脏疾病不能画等号，两者是两个不同的概念，但又可以交叉地并存。

**3. 腰痛不一定是肾虚**。中医理论认为"腰为肾之府"，所以肾虚的人往往会感觉腰酸腰痛，这种腰酸腰痛辨证属于中医"肾虚腰痛"的范畴。但是反过来，腰酸腰痛的患者却不一定都是肾虚。

西医学中许多疾病都会引起腰痛，从中医的角度也有可能是瘀血、湿热、风寒等因素导致的，不一定是肾虚造成的。所以出现腰痛症状时，首先要做的是查明腰痛的原因，对于一些疾病所致的腰痛，如腰椎间盘突出等，要及时就诊，接受医生的治疗，别误当"肾虚"自行进补而延误病情。

**4. 补肾不是壮阳**。不少人（尤其是男性）认为，

补肾，首先要清楚是否肾虚，有些人只要有了一些跟肾虚相似的症状就盲目补肾，这是有违养生原则的。所以，补肾，一定要走出误区。

补肾就是壮阳，所以性功能不好的时候会自己服用补肾的"壮阳药"，以为"一吃就灵"，这种做法是很不可取的。

现在市面销售的补肾药品多属补肾阳药，若本身体质偏热，也就是平时人们常说的容易上火的人，服用补肾阳药无异于"火上浇油"，会进一步耗伤体内的阴液，导致机体阴阳失调，使肾阴更虚。而对于有器质性病变的性功能障碍患者来说，如果不针对性治疗，再怎么"壮阳补肾"都不会产生很好的作用。

从中医专业的角度来说，肾虚还可以进一步分为肾气虚、肾阴虚和肾阳虚等，所以补肾也应该有侧重地补肾气、滋肾阴或者壮肾阳，而不是盲目地壮阳，否则结果可能会适得其反。

**5. 补肾不只是年轻人的事。** 肾中精气是构成人的基本物质，它与人的生命过程有着密切的关系。出生后，由于"先天之精"得到"后天之精"的充养，肾中精气不断充盛，可促进幼儿骨骼及智力的发育。肾中精气充盛，进而化生出促进性腺发育成熟的物质"天癸"，此时男子开始产生精子，女子月经来潮，具备了生育能力。以后，随着肾中精气逐渐由充盛转向衰退，"天癸"的生成逐渐减少直至耗竭，生育能力逐渐下降直至丧失，人也就从中年转入老年。

按中医理论来说，肾为先天之本，故肾虚证与先天因素密切相关，与男女性别关系不大。

肾气的充足与否，将会影响人一生的方方面面，所以，肾虚并不是只在某个特定年龄段发生的，儿童、青年人、中年人、老年人，都可能会出现肾虚的症状，都有可能需要补肾。

健康有道丛书

# 肾气足
# 百病除

当我们在寻找补肾养肾的灵丹妙药时，不要小觑了餐桌上那些不起眼的食材，它们才是日常生活中的养肾能手。中医五行学说认为，黑色与肾脏相对应，因此，黑色食物如黑米、黑豆、黑芝麻、黑木耳、乌鸡等，都是补肾的上好选择。除此，家常食材里很多食物都有养肾功效，只要用心调配好您的一日三餐，日积月累，不愁肾气不固。

第二章

# 家常食物中的养肾能手

# 小米
## 健脾益肾的肾之谷

小米即粟米，是禾本科植物高粱或粟的种仁。

小米原产于中国北方黄河流域，约有8000多年的栽培历史，是我国古代的主要粮食作物，也是中国最早的酿酒原料。

《名医别录》说小米"益肾气，去脾胃中热，益气"。李时珍说小米是"肾之谷也，肾病宜食之"。据分析，小米所含营养成分高达18种之多，含有17种氨基酸，其中人体必需的氨基酸有8种。氨基酸能促进人体褪黑素的分泌，食用小米粥可起到催眠、保健、美容的作用。

小米味甘咸，性凉，健脾益肾，除热，主治脾胃虚热，腹满呕吐，消渴。

小米可单独煮粥，也可添加大枣、红豆、莲子等一齐煮粥。小米粥营养丰富，有"代参汤"之称，中国北方有一习俗，妇女在生育后，要用小米加红糖来调养身体。由于小米是碱性的，烹煮时不需要加太多的盐，也可以不放盐，煮时用小火熬煮，要勤用汤勺搅动，以免煳锅。要注意一点，小米不宜与杏仁同食，否则易致呕吐腹泻。

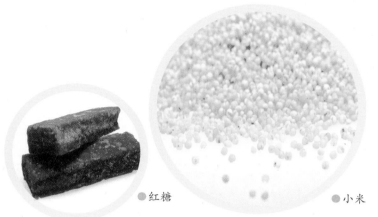

● 红糖　　　　● 小米

## 红糖小米粥

滋阴养血，健脾益胃养肾，尤其适合产妇产后调补之用。

**烹制** 小米淘洗干净，用清水浸泡 30 分钟左右；红枣洗净，去核，枣肉切碎。在粥锅中注入适量清水，烧开后放入小米，转小火慢慢熬煮，待小米粒粒开花时放入红枣碎，搅拌均匀后继续熬煮，待红枣肉软烂后放入红糖、花生碎拌匀，再熬煮几分钟就可以关火了。

| 材料 | |
|---|---|
| 小米 | 150 克 |
| 红枣 | 5 ~ 10 颗 |
| 花生碎 | 少许 |
| 瓜子仁 | 少许 |
| 红糖 | 10 克 |

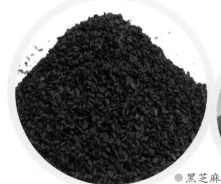

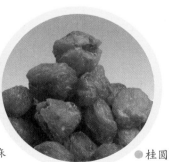

● 黑芝麻　　　　● 桂圆

## 桂圆芝麻小米粥

补肝肾，养心神，健脑髓。

**烹制** 桂圆取肉洗净，切成小块；小米淘洗干净；黑芝麻拣去杂质，入干锅炒香。锅中加入清水，先下入小米，上火煮至小米半熟，再下入桂圆肉和炒香的黑芝麻，继续煮至米熟粥成时，加入白糖即可。

| 材料 | |
|---|---|
| 桂圆 | 5 颗 |
| 黑芝麻 | 50 克 |
| 小米 | 100 克 |
| 白糖 | 少许 |

# 山药
## 历史悠久的平民食物

山药味甘，性平，有健脾补肺、固肾益精的功效。主治脾虚泄泻，肺虚咳喘，肾虚尿频，遗精带下；外治痈肿、瘰疬等。身体虚弱者宜常食之。

山药在中国已有 3000 多年的食用历史了，在周朝的时候，人们就已开始种植山药。据说它原名为"薯蓣"，到了唐代，因唐代宗名李豫，"蓣"与"豫"谐音，为了避帝王名讳，只好改"蓣"为"药"，叫"薯药"；宋朝时，因宋英宗名赵曙，"薯"又犯了忌讳，就改成了"山药"，这个名字可是几经周折，满怀委屈才最终定下来的。

山药是薯蓣科植物山药的块茎，是一种很常用的中药，也是一种常食的菜肴。

山药的吃法非常多，做主食、做粥、做菜肴、煲汤都行，可以作为家庭中的日常养生保健食物，常年食用。山药还可以磨成粉，煮粥时放进去一些，有健脾、化湿、止泻的功效，适合湿热、腹泻之人食用，普通人食用也很好。不过，山药补阴宜生用，健脾止泻宜炒黄用。湿盛中满或有实邪、积滞者禁服。

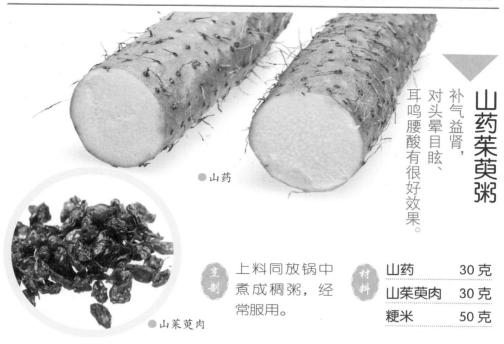

●山药

●山茱萸肉

## 山药茱萸粥

补气益肾，对头晕目眩、耳鸣腰酸有很好效果。

烹制　上料同放锅中煮成稠粥，经常服用。

| 材料 | | |
|---|---|---|
| 山药 | 30 克 |
| 山茱萸肉 | 30 克 |
| 粳米 | 50 克 |

烹制　先将猪横脷与排骨用开水汆过，然后将山药、芡实、猪横脷、排骨、蜜枣一起放入砂锅，加水 2000 毫升，文火煲 1 小时，调味后即可食用。适用于脾虚面色苍白或萎黄、腹胀纳呆、大便溏薄或容易泄泻者。对于小儿遗尿、男子遗精早泄、女子白带清稀者也有疗效。感冒发热者勿食。

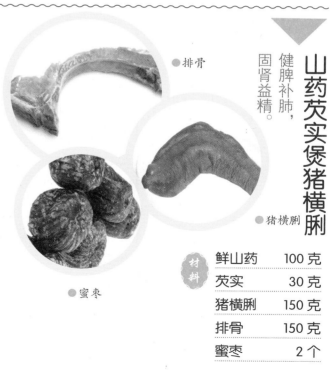

●排骨

●猪横脷

●蜜枣

## 山药芡实煲猪横脷

健脾补肺，固肾益精。

| 材料 | | |
|---|---|---|
| 鲜山药 | 100 克 |
| 芡实 | 30 克 |
| 猪横脷 | 150 克 |
| 排骨 | 150 克 |
| 蜜枣 | 2 个 |

# 黑豆

## 豆类中的佼佼者

五脏中的肾和五谷中的豆有着很特殊的关系，豆类食物都对肾脏有补益作用。

在中医的"五色入五脏"之说中，黑色入肾，黑豆就是很有代表性的"黑色食品"。《本草纲目》说："黑豆入肾功多，故能治水、消胀、下气、制风热而活血解毒。"

黑豆性平、味甘、无毒，归脾、肾经。黑豆含有丰富的优质蛋白质、多种人体所需的微量元素、18 种氨基酸、19 种油酸，其中不饱和脂肪酸含量高达 80%，吸收率高达 90% 以上，不含胆固醇，有软化血管、滋润皮肤、延缓衰老、促进消化、防止便秘等功效，在植物性食物中，是营养最丰富的保健品之一。

中医理论认为，豆乃肾之谷，黑色属水，水走肾。

黑豆是补肾首选的优良食材，对于肾虚之人，常食黑豆能消肿下气、活血利水、补肾益阴、补血安神、明目健脾，对身体大有裨益。

黑豆不要与蜂蜜、红糖、鸡蛋同时食用。脾虚腹胀、肠滑泄泻者慎服。

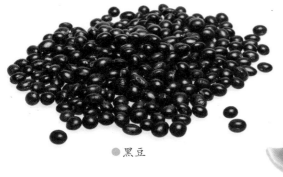

●黑豆

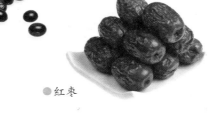

●红枣

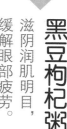

## 黑豆枸杞粥

滋阴润肌明目，缓解眼部疲劳。

 将以上材料洗净后放入锅中，加水适量，用武火煮沸，改用文火熬至黑豆烂熟。可用料酒、姜汁、食盐调味食用，也可以加入适量冰糖食用，每日早、晚适量饮用，可长期食用。

| 材料 | | |
|---|---|---|
| 黑豆 | | 100 克 |
| 枸杞子 | 3 ~ 5 克 | |
| 红枣 | 5 ~ 10 个 | |

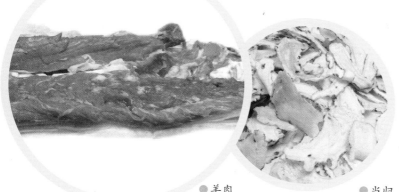

●羊肉

●当归

## 羊肉黑豆当归汤

给肾虚怕寒手脚冰凉的朋友在寒冬里送去一丝暖意。

 黑豆洗净，用 2 杯清水煮软；羊肉切成薄片用清水汆去血水。将羊肉和黑豆一同倒入炖盅内，加入当归、桂圆肉，隔水炖上 3 小时即成。

| 材料 | | |
|---|---|---|
| 黑豆 | | 100 克 |
| 羊肉 | | 1000 克 |
| 当归 | | 10 克 |
| 切碎的桂圆肉少许 | | |

# 刀豆

## 嫩荚种子齐上阵

刀豆是豆科植物刀豆、洋刀豆的种子，因其豆荚形似刀而得名。

刀豆有很好的温补作用，但胃热患者应禁食。

刀豆在家常饮食中并不经常食用，很多人可能还不认识，但它温中下气、益肾补元的功效却是不可忽视的。中医认为，刀豆对虚寒呃逆、肾虚腰痛有较好的疗效。

在秋天，刀豆可以采摘嫩荚食用，清炒刀豆质地脆嫩，清香可口。刀豆还可和猪肉、鸡肉、虾仁这些同样对肾有补益作用的食物搭配煮食，可腌制酱菜或泡菜。当秋季种子成熟时，可以采收刀豆的果实，剥出种子，刀豆的种子晒干后随时可拿来作为食材用，刀豆的种子和刀豆的嫩荚一样具有养肾功效。

煸炒用的刀豆要选择那种小小的，摸上去感觉嫩嫩的比较好。在煸炒时，一定要煸透，若是火候不够，吃时会有豆腥味和生硬感，易引起食物中毒。若煮得太久，刀豆会色泽变黄，不能保持碧绿。

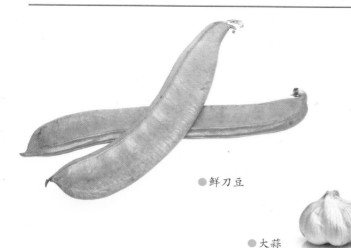

●鲜刀豆

●大蒜

## 清炒刀豆

适合肾虚腰痛、气滞呃逆、风湿腰痛患者食用。

烹制　刀豆摘去两头，一切为二，洗净；大蒜拍松，去皮切末。将锅烧热，放适量油烧热，投入大蒜末爆香，倒入刀豆煸炒至颜色变深绿，加盐，稍加水焖烧3～5分钟（依刀豆老嫩而定），然后加味精调味即可。

| 材料 | |
| --- | --- |
| 鲜刀豆 | 300克 |
| 大蒜 | 2瓣 |
| 盐、味精 | 各适量 |

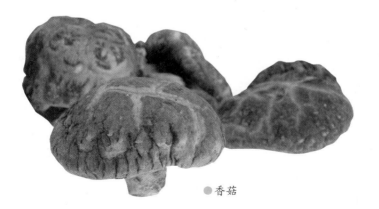

●香菇

## 刀豆炒香菇

强肾健体、温中养胃，尤其适合脾肾阳虚型肺源性心脏病患者。

烹制　刀豆洗净切段；香菇泡开后洗净切丝。锅中放入适量油烧热，放入刀豆、香菇翻炒至熟。出锅前，加入适量盐、味精炒匀即可。

| 材料 | |
| --- | --- |
| 鲜刀豆 | 250克 |
| 水发香菇 | 50克 |
| 植物油、盐、味精 | 各适量 |

# 韭菜
## 起阳草与洗肠草

韭菜是百合科植物韭菜的茎叶，在中医里，韭菜有一个很响亮的名字叫"起阳草"，因为它有温补肝肾、助阳固精、理气降逆、散瘀解毒的作用。

韭菜味辛，性温，主治肾虚阳痿、胃寒腹痛、噫嗝反胃、胸痹疼痛、痈疮肿毒、跌打损伤等症。《本草纲目》说"正月葱，二月韭"，春天是吃韭菜的最好时节，能养肝升阳，提高人体免疫力，晚秋的韭菜品质也还可以，夏天则不宜吃，因为"春食则香，夏食则臭"。

韭菜含有大量的粗纤维，能促进胃肠蠕动，使肠胃通畅。对于一些脾胃虚寒或者肾阳虚弱的便秘患者来说，韭菜有通大便的功用，所以，韭菜还有"洗肠草"之称。

《本草纲目》还记载："韭菜多食则神昏目暗，酒后尤忌"。韭菜的粗纤维较多，不易消化吸收，一次用量宜控制在100克左右。有些人是应慎食韭菜的，如口舌生疮、咽干喉痛及手脚心发热、盗汗等有阴虚内热症状及患有眼疾的人。另外，隔夜的熟韭菜也不宜吃。

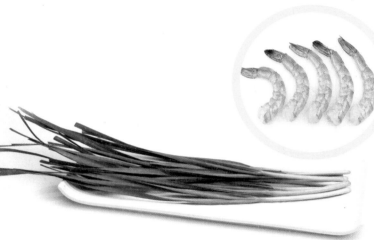

## 韭菜炒虾仁

具有补肾壮阳健胃的功效。

●鲜虾仁

●韭菜

| 材料 | | |
|---|---|---|
| 韭菜 | 100 | 克 |
| 鲜虾仁 | 100 | 克 |
| 或干虾仁 | 30 | 克 |

烹制 先将虾仁用油炒片刻，盛起备用，然后再炒韭菜，倒入炒好的虾仁混合，调味后即可食用。适用于肾虚阳气不足、阳痿早泄、小便清长者，对于骨质疏松属于阳虚者也有一定的辅助食疗作用。但这道菜不适于过敏体质者。

| 材料 | | |
|---|---|---|
| 韭菜 | 200 | 克 |
| 鸡蛋 | 200 | 克 |
| 盐 | 3 | 克 |
| 植物油 | 20 | 毫升 |

## 韭菜炒鸡蛋

有温补肝肾、助阳固精的功效。对阳痿、早泄、腰膝酸痛和产后出血等病症有治疗作用。

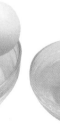

●鸡蛋

烹制 将韭菜择洗干净，控干水分后切成 3 厘米长的段；将鸡蛋打入碗内搅匀待用。将炒锅烧热，加油烧至五六成热，倒入蛋液，炒至小团块时倒出。再在炒锅里放入适量植物油烧热后，加入韭菜，用旺火速炒、放盐，快熟时倒入鸡蛋，颠翻两下，即可出锅装盘。

29

# 枸杞叶
## 清肝明目补肾精

枸杞全身都是宝，枸杞叶和果实"枸杞子"都可以泡茶饮用，也可以作菜食用；枸杞根就是中药的"地骨皮"，当作药材使用。

枸杞叶是茄科植物枸杞及宁夏枸杞的嫩茎叶。

枸杞叶味苦、甘，性凉。有补肾益精、清肝明目的功效。对于肾虚腰腿疼痛，发热，烦渴，目赤疼痛，夜盲，热毒疮肿者有很好的疗效。枸杞叶中含有多种维生素和氨基酸，均为明目物质，在明目食疗方中经常使用。

枸杞叶用来做粥、做菜、做汤，都是不错的选择。在取其明目功效时，常与猪肝相配，但取其养肾之用时，则与猪肉、羊肉、猪肾、羊肾等补肾食材搭配。用枸杞叶煮粥时，加入这些补肾的食材，不仅功效更好，味道更鲜美，营养也更丰富。

枸杞叶与乳制品相克，所以制作时不要在汤中加入牛奶，也不要与奶酪类食物同食。大便滑泄之人也应忌食。

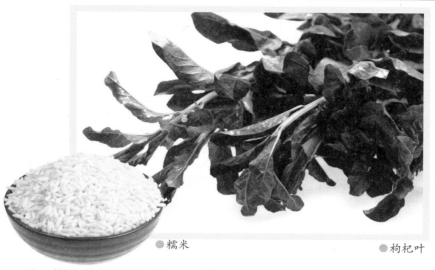

●糯米

●枸杞叶

## 枸杞叶粥

具有补脾益精、增强性能力的作用。

鲜枸杞叶洗净后加 300 毫升水，煮至 200 毫升时取出枸杞叶，然后加入糯米、白糖和水煮成稀粥。若是糖尿病患者食用，则不加入白糖。

| 材料 | |
|---|---|
| 枸杞叶 | 90 克 |
| 糯米 | 100 克 |
| 白砂糖 | 3 克 |

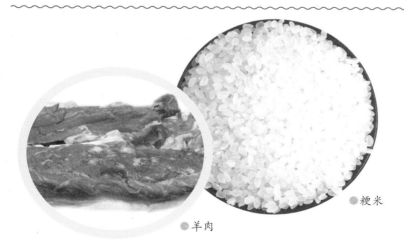

●羊肉

●粳米

## 枸杞叶羊肉粥

补肾填精，扶阳壮腰。适用于腰脊疼痛、阳痿、性欲减退等症。

将葱白洗净，切成短段；羊肉洗净；枸杞叶洗净，用纱布袋装好，扎紧；粳米淘净。所有食材一同放入锅内，熬粥，待肉熟，米烂成粥时即成。

| 材料 | |
|---|---|
| 粳米 | 250 克 |
| 枸杞叶 | 500 克 |
| 羊肉（瘦） | 250 克 |
| 葱白 | 5 克 |

# 木耳
## 中餐中的黑色瑰宝

有"素中之荤"的美誉，在世界上被称为"中餐中的黑色瑰宝"。

黑木耳色泽黑褐，质地柔软，是质优味美的胶质食用菌和药用菌，营养丰富，可素可荤，可食可药，在中国人的餐桌上，是不可或缺的重要食材。

黑木耳是木耳科真菌木耳、毛木耳及皱木耳的子实体。黑木耳味甘，性平，能补益气血，润肺止咳，止血，降压，抗癌。主治气血亏虚，肺虚久咳，咯血，衄血，痔疮出血，高血压，子宫颈癌，食道癌，跌打伤痛。经常食用黑木耳，能令人肌肤红润，容光焕发，并可防治缺铁性贫血，对胆结石、肾结石等内源性异物也有比较显著的化解功能。黑木耳中所含成分具有抗肿瘤活性，对某些肿瘤具有一定的防治效果。

新鲜木耳中含有一种叫"卟啉"的物质，人在吃了新鲜木耳后，经阳光照射可发生植物日光性皮炎，引起皮肤红肿、痒痛，产生皮疹、水泡等。所以，在食用时，最好选择干木耳。浸泡干木耳最好换两到三遍水，最大限度地去除有害物质。

黑木耳有活血抗凝的作用，孕妇不宜多吃。虚寒溏泄者也应慎服。

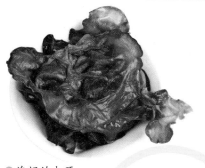

● 泡好的木耳

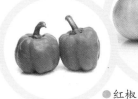

● 红椒

● 洋葱

## 洋葱拌木耳

洋葱含有前列腺素，是壮阳佳品，与黑木耳相配效果相得益彰。

**材料**

| | |
|---|---|
| 泡好的木耳 | 150 克 |
| 洋葱 | 半个 |
| 青、红椒 | 各半个 |
| 花椒 | 1 小勺 |
| 干辣椒 | 2 个 |
| 盐 | 1 克 |
| 生抽 | 1 小勺 |
| 醋 | 1 大勺 |
| 油 | 1 大勺 |

**壹制** 木耳洗净后清水煮开；洋葱、青红椒洗净切丝；干辣椒剪碎；盐、生抽、醋调成味汁，与木耳、洋葱、青红椒搅匀。锅中加入油烧热，投入干辣椒和花椒爆出椒香味，倒入拌好的木耳和洋葱等，翻炒均匀。

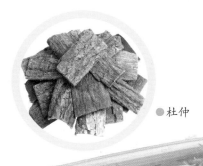

● 杜仲

● 芹菜

## 黑木耳炒芹菜

具有补肝肾、降血压之功效。

**材料**

| | |
|---|---|
| 芹菜 | 200 克 |
| 木耳（水发） | 30 克 |
| 杜仲 | 10 克 |
| 姜 | 5 克 |
| 大葱 | 10 克 |
| 大蒜（白皮） | 15 克 |
| 盐 | 5 克 |
| 植物油 | 50 毫升 |

**壹制** 黑木耳用清水发透去蒂根；芹菜洗净后切成段；杜仲烘干研成细粉；姜切片；葱切段；蒜去皮，切片。将炒锅置武火上烧热，加入植物油，待油烧至六成热时，放入姜片、葱段、蒜片爆香后，放入芹菜、木耳、盐、杜仲粉炒熟即成。

33

# 樱桃
## 益肾养血的"美容果"

樱桃味甘、酸，性温，能健脾益肾祛湿，主治脾虚泄泻，肾虚腰腿疼痛，活动不利，遗精。常食樱桃，能生津止渴，调中益胃，润肤养颜。

樱桃是蔷薇科植物樱桃的果实，据说黄莺特别喜爱啄食这种果实，所以它又名"莺桃"。樱桃的果实红艳光洁，玲珑如玛瑙宝石，味道甜美，含铁特别丰富，其含铁量是水果中最多的，所以作为补铁的首选食物，也是女性补血养颜的"美容果"。

樱桃是一种水果，一般都是买来生食，或被点缀在各种蛋糕和甜品中，吃法也可以多样，自己在家食用时，如果想换换口味，不妨用樱桃做一些小食。如果要用新鲜材料制作樱桃小食，要选购那种鲜红光亮，粒大均匀，无腐烂，无熟软，无裂皮的果实。樱桃性温补，有些人吃多了会上火，所以不要过量食用。

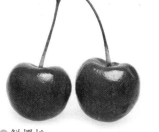

●鲜樱桃

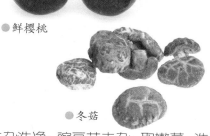

●冬菇

## 冬菇樱桃

补中益气，具有防癌抗癌、降压降脂的功效。适用于高血压、高脂血症、冠心病及癌症患者。

**材料**

| | |
|---|---|
| 水发冬菇 | 80 克 |
| 鲜樱桃 | 15 枚 |
| 豌豆苗 | 50 克 |
| 白糖 | 姜汁 |
| 料酒 | 鲜汤 |
| 酱油 | 植物油 |
| 麻油 | 各适量 |

**烹制** 水发冬菇、鲜樱桃去杂洗净；豌豆苗去杂，取嫩茎，洗净切段。炒锅烧热，下植物油烧至五成热时，放入冬菇煸炒后，加入姜汁、料酒拌匀，再加酱油、白糖、精盐、鲜汤。待烧沸后，改为小火，煨烧片刻，再把豌豆苗、味精加入锅中，入味后用湿淀粉勾芡，最后放入樱桃，淋上麻油，出锅装盘时菇面向上即成。

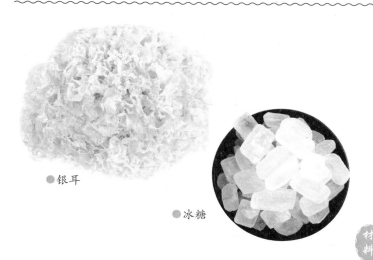

●银耳

●冰糖

## 樱桃银耳粥

补气养血，嫩皮肤，美容颜。适用于气血虚之颜面苍老，皮肤粗糙干皱的患者。

**烹制** 洗净粳米煮粥，粥熟后，放入冰糖，加入银耳，煮10分钟，再加入樱桃、糖桂花，煮沸即成。

**材料**

| | |
|---|---|
| 罐头樱桃 | 30 克 |
| 水发银耳 | 50 克 |
| 粳米 | 50 克 |
| 糖桂花 | 冰糖 |
| | 各适量 |

# 椰子
## 老少皆宜的美味佳果

椰子是棕榈科植物椰子的种子、瓤或胚乳中的浆汁、壳。其种子味微甘，性平；其瓤味甘，性平；其浆味甘，性凉。

椰子是一种热带植物。我国海南因盛产椰子而被称为"椰岛"，其省会海口市则有"椰城"之称。椰子的果实里储满椰汁，清甜之中，带着一股独有的椰香，是一种尽人皆知的清凉饮料。

从功效来说，椰子的种子可补脾益肾、催乳，主治脾虚水肿，腰膝酸软，产妇少乳；其瓤则可健脾益气，杀虫，消疳，主治疳积，姜片虫病；其浆可生津，利尿，止血，主治口干烦渴，吐血；其壳能祛风止痛，利湿止痒，主治杨梅疮，筋骨痛，心胃疼痛。

椰子无明显禁忌，一般人都可以食用，是老少皆宜的美味佳果。椰汁可直接饮用，而椰肉可以用来制作各种美食，食之能强身健体，最适合身体虚弱、四肢乏力、容易倦怠的人。

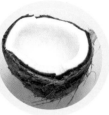

● 椰子

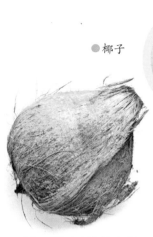

● 鸽肉

## 椰肉鸽汤

具有补益肝肾、强壮筋骨的作用。

椰肉切成小块；银耳用清水涨发，洗净，撕成小朵，与椰肉一起放入开水中煮 5 分钟；鸽肉洗净，用开水烫过。在锅内加适量开水，放入所有原料，烧开后改用小火煮约 3 小时，加入适量红糖即可。

| 材料 | | |
|---|---|---|
| 鸽肉 | 250 | 克 |
| 椰子 | 500 | 克 |
| 银耳（干） | 25 | 克 |
| 猪肉（瘦） | 50 | 克 |
| 蜜枣 | 10 | 克 |
| 赤砂糖 | 10 | 克 |

## 椰子肉炖老母鸡

补气血，滋气阴，健脾胃，益肝肾。

壹制

老母鸡肉洗净后，用刀背剁松，再切成中块；椰子取其肉，切成丝或小块，最好能榨取其汁用；枸杞子和南枣淘洗干净，南枣去核。将所有材料置于炖盅，加入 1.5 碗沸水，炖盅加盖，隔水炖之。先用大火炖 30 分钟，再用中火炖 50 分钟，后用小火炖 90 分钟即可。捞出药渣，放少许熟油、食盐和味精，咸淡随意。

● 南枣

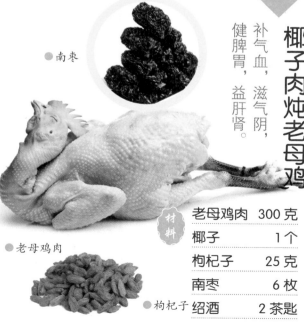

● 老母鸡肉

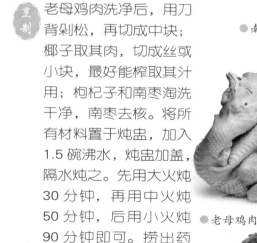

● 枸杞子

| 材料 | | |
|---|---|---|
| 老母鸡肉 | 300 | 克 |
| 椰子 | 1 | 个 |
| 枸杞子 | 25 | 克 |
| 南枣 | 6 | 枚 |
| 绍酒 | 2 | 茶匙 |

# 桑葚
## 21世纪的最佳保健果品

桑葚是桑科植物桑的成熟果穗，味甘、酸，性寒。能滋阴养血、补益肝肾、生津润肠。

桑葚以个大、肉厚、色紫黑色为上品，可适量生食、加蜜熬膏或浸酒用，是一种很好的滋补果品。

桑葚主治精血亏损，须发早白，脱发，头晕眼花，耳鸣失聪，失眠多梦，神疲健忘，津伤口渴及消渴，肠燥便秘。尤其适合肝肾阴血不足者，少年发白、病后体虚、习惯性便秘者均可食用。

早在2000多年前，桑葚已是中国皇帝御用的补品之一，因其具有天然生长、无任何污染的特点，所以桑葚又被称为"民间圣果"。现代科学通过对桑葚营养成分的分析，证实桑葚具有分解脂肪、降低血脂，防止血管硬化，改善皮肤（包括头皮）血液供应，营养肌肤，使皮肤白嫩，延缓衰老，使头发乌黑亮泽，及促进免疫，防癌抗癌等多种功效，被医学界誉为"21世纪的最佳保健果品"。

因桑葚有滋阴生津润肠之力，故脾胃虚寒而大便溏者忌食。桑葚内含有鞣酸，会影响人体对铁、钙、锌等物质的吸收，所以儿童也不宜大量食用。

## 桑葚粥

滋养肝肾，养血明目。适用于肝肾亏虚引起的头晕目眩、视力下降、耳鸣、腰膝酸软、须发早白及肠燥便秘等。

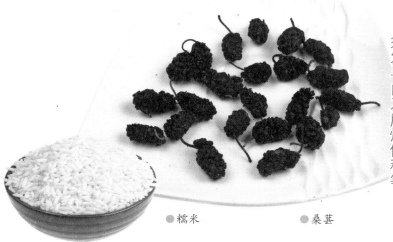

●糯米　　　　　　　●桑葚

| 材料 | 桑葚 | 30 克 |
| --- | --- | --- |
| | （鲜者 60 克） | |
| | 糯米 | 60 克 |

**烹制** 桑葚与糯米分别洗净去杂后，一同放入锅中煮粥，待熟时调入冰糖少许服食，每日1剂。

## 桑葚蜂蜜膏

滋阴补血，补肾益气。适用于阴血亏虚所致的须发早白、头目晕眩，女子月经不调，闭经等。

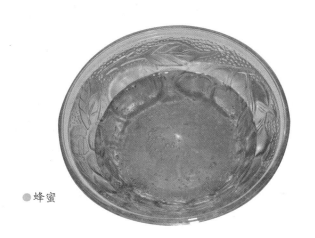

●蜂蜜

**烹制** 将桑葚洗净后水煎取汁，用文火熬成膏状，加入蜂蜜拌匀食用。每次 10 ~ 15 克，每日 2 ~ 3 次。

| 材料 | 桑葚 | 适量 |
| --- | --- | --- |
| | 蜂蜜 | 适量 |

# 栗子
## 以形补形的肾之果

"八月的梨枣，九月的山楂，十月的板栗笑哈哈"。

板栗是"肾之果也，肾病宜食之"。板栗果形似肾，应了中医以形补形之说，是补肾之果，对肾虚的补益作用非常明显，是抗衰老、延年益寿的佳品。

栗子素有"干果之王"之美誉，是壳斗科植物板栗的种仁。栗子味甘、微咸，性平，有益气健脾、补肾强筋、活血消肿、止血的功效。主治脾虚泄泻，反胃呕吐，脚膝酸软，筋骨折伤肿痛，瘰疬，吐血，衄血，便血。

栗子生吃比熟吃的补肾功效更好，可以买一些回来放在家里风干，每天早晚各吃 1～2 颗。风干的生栗子坚持服用一段时间，会有不错的效果，很容易去壳剥皮。

栗子补益的功效很好，但一次不要吃得太多。因其生吃不易消化，熟食又易滞气，食积停滞、脘腹胀满痞闷者禁止食用。若是饭后大量食用，会导致热量摄入太多，不利于控制体重。栗子所含的糖类较高，糖尿病患者不宜多吃，以免影响血糖稳定。

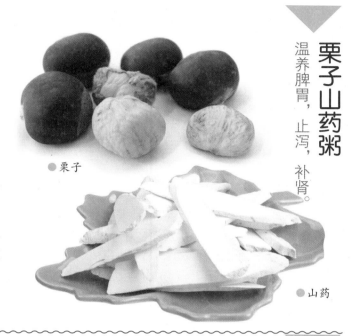

**栗子山药粥**

温养脾胃，止泻，补肾。

| 材料 | |
|---|---|
| 栗子 | 30 克 |
| 大枣 | 10 个 |
| 山药 | 15 克 |
| 大米 | 50 克 |
| 姜 | 适量 |

烹制 将以上材料一同煮粥，食用时可加入适量红糖。如果不想太麻烦，煮粥时只放10～15个栗子，与大米同煮就行。

●栗子

●山药

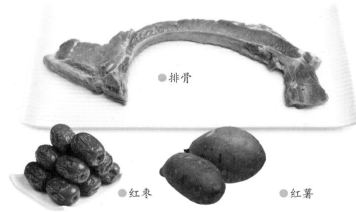

●排骨

●红枣

●红薯

**栗子红薯排骨汤**

补气健脾，滋阴补肾，强壮筋骨，帮助脂肪代谢，通便排毒。

烹制 排骨洗净，切块，汆水捞起待用；栗子去壳去衣；红薯去皮，切大块；红枣洗净拍扁去核。煮沸8碗清水，放入排骨、栗子、红枣和姜片，武火煮20分钟，转小火煲1个小时，放入红薯块，再煲20分钟，下盐调味即可食用。

| 材料 | |
|---|---|
| 栗子 | 400 克 |
| 红薯 | 400 克 |
| 排骨 | 2 根 |
| 红枣 | 4 粒 |
| 姜 | 2 片 |

# 黑芝麻
## 健身延年的仙家圣品

"一饭胡麻几度春"，虽然只是个传说，但胡麻确实有健身延年的作用。胡麻就是芝麻，有黑芝麻和白芝麻之分，榨油、日常食用多用白芝麻，药用多用黑芝麻。补肾强身，当然以黑芝麻为好，黑色入肾，是补肾妙品。

传说在汉明帝时，浙江郯县人刘晨、阮肇二人去天台山采药，在山中迷路，被两位仙女邀至家中用胡麻当饭招待。不想吃过饭后，他俩竟返老还童，得道成仙。半年后他们返回老家，老家已人事全非，再三打听之下，才知子孙已繁衍到了第七代。

黑芝麻是胡麻科植物芝麻的黑色种子，味甘，性平。中医认为，黑芝麻补益肝肾，养血益精，润肠通便，能柔嫩肌肤，润肤养颜，黑亮秀发。主治肝肾不足所致的头晕耳鸣、腰脚痿软、须发早白、肌肤干燥、肠燥便秘、妇人乳少、烫火伤等。

黑芝麻常用作配料，用量一次一般都不会很多。相信每个人都吃过芝麻糊，芝麻特有的那种香味是很诱人的。平时煮粥时，在里面加入一点黑芝麻，有补益肝肾，滋养五脏的作用。另外，相信撒上了芝麻的菜肴也会增色增味不少。不过要注意一点，黑芝麻润肠通便，脾弱便溏者忌食。

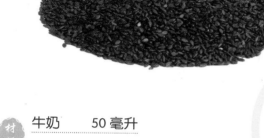

●黑芝麻

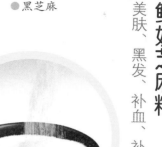

●糖

## 鲜奶芝麻糊

美肤、黑发、补血、补肾。

| 材料 | | |
|---|---|---|
| 牛奶 | 50 毫升 | |
| 黑芝麻 | 120 克 | |
| 糖 | 3 大勺 | |
| 糯米粉 | 2 大勺 | |

**烹制** 将黑芝麻磨粉；糯米粉用适量冷水调开。在 500 毫升的清水中加糖煮开后，再加入芝麻粉，待煮沸后以糯米粉勾芡，最后加入牛奶即成。勾芡时不宜太稠，否则不易搅拌，想要稀一点，可以少放一点糯米粉。

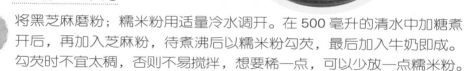

| 材料 | | |
|---|---|---|
| 黑芝麻 | 50 克 | |
| 兔肉 | 1000 克 | |
| 姜 | 葱 | |
| 花椒 | 盐 | |
| 卤水 | 味精 | |
| 香油 | 各适量 | |

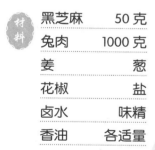

●花椒

●兔肉

## 芝麻兔

补血润燥，补中益气。主治肝肾不足、消渴羸瘦、须发早白、便秘等症。

**烹制** 黑芝麻炒香备用。兔肉入沸水中汆去血水，与姜、葱、花椒、盐等共煮至熟，再入卤水锅中，用文火卤 1 小时后，取出兔肉切成 2 厘米见方的块，摆入盘中，将味精、香油调匀，淋在兔肉上，撒上黑芝麻即可食用。

# 核桃仁

## 补脑健肾两不误

核桃是一种营养丰富的坚果。因核桃仁形似人的大脑，所以核桃也常被称为"益智果"，除了益智以外，核桃也是肾之果，适合肾虚之人食用。

核桃生食营养成分不会流失，当零食生食是很好的选择。核桃仁表面有一层褐色薄皮，有人觉得影响口感，吃时会剥掉，这层薄皮也含有很好的营养成分，吃时最好不要去掉。

核桃是胡桃科植物胡桃的种仁，又名胡桃，据说是张骞出使西域的时候带回来的。核桃味甘、涩，性温，能补肾益精，温肺定喘，润肠通便，主治腰痛脚软，尿频，遗尿，阳痿，遗精，久咳喘促，肠燥便秘，石淋及疮疡瘰疬。

核桃有健肾的功效，能提高性欲，对于肾虚引起的腰膝冷痛、勃起功能障碍、遗精、尿频、女性崩漏有很好的辅助作用。同时，对肾虚引起的失眠也有很好的医治作用。每天吃3～5个核桃，对人体有很好的保健作用。所以，核桃还享有"万岁子"、"长寿果"、"养生之宝"的美称。

核桃仁有通便作用，但核桃外壳煮水却可治疗腹泻。吃核桃比较容易上火，一次不能吃太多，痰火积热、阴虚火旺以及大便溏泄者忌服。此外，核桃也不可与浓茶同服。

44

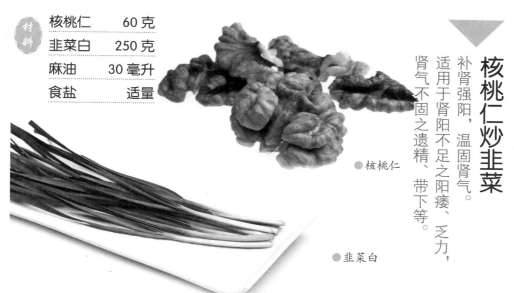

| 材料 | |
|---|---|
| 核桃仁 | 60 克 |
| 韭菜白 | 250 克 |
| 麻油 | 30 毫升 |
| 食盐 | 适量 |

● 核桃仁

● 韭菜白

## 核桃仁炒韭菜

补肾强阳，温固肾气。

适用于肾阳不足之阳痿、乏力，肾气不固之遗精、带下等。

**烹制** 韭菜白洗净，切成 3 厘米长的段。炒锅烧热，倒入麻油，下入核桃仁翻炒至色黄，下韭菜白一起翻炒至熟，起锅时撒入食盐炒匀即可。

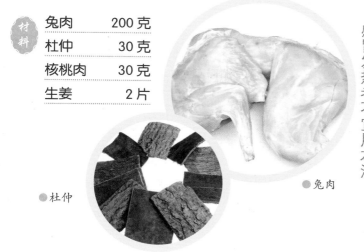

| 材料 | |
|---|---|
| 兔肉 | 200 克 |
| 杜仲 | 30 克 |
| 核桃肉 | 30 克 |
| 生姜 | 2 片 |

● 杜仲

● 兔肉

## 杜仲核桃兔肉汤

补肾益精，养血乌发。

适用于须发早白属肾精不足者，症见腰膝酸软，头晕耳鸣，筋骨瘦弱，亦可用于高血压病患者。

感冒发热者不宜用本汤。

**烹制** 兔肉洗净，斩件；杜仲、生姜洗净；核桃肉用开水烫去衣。把全部用料放入锅内，加清水适量，武火煮沸后，文火煲 2 ~ 3 小时，调味饮用即可。

## 芡实
### 补脾养肾的"水中人参"

据说，苏东坡数十年如一日地坚持天天食用煮熟的芡实，到老年时他仍然面色红润，身健体壮，行走有力，才思敏捷。

芡实是睡莲科植物芡的种仁，味甘、涩，性平，有补脾止泻、固肾涩精的功效。主治带下，白浊，小便失禁，大便泄泻，遗精。芡实含有极为丰富的碳水化合物，脂肪含量少，易被人体吸收。

生芡实以补肾为主，而炒芡实以健脾开胃为主，无论生食还是熟食，一次都不要食之过多。芡实固涩收敛，平时大小便不利者、食滞不化者应忌服。

长期食用芡实，能很好地调补肾精，健身体，强筋骨，聪耳明目，因此，芡实被称为"水中人参"。

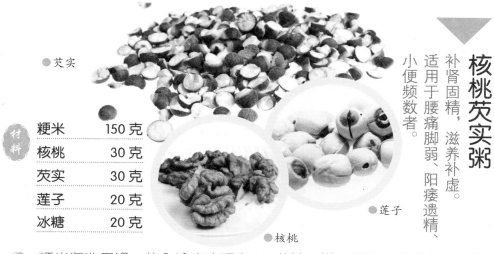

●芡实

●莲子

●核桃

| 材料 | | |
|---|---|---|
| 粳米 | 150 克 |
| 核桃 | 30 克 |
| 芡实 | 30 克 |
| 莲子 | 20 克 |
| 冰糖 | 20 克 |

## 核桃芡实粥

补肾固精，滋养补虚。适用于腰痛脚弱、阳痿遗精、小便频数者。

**壹制** 粳米淘洗干净，放入冷水中浸泡 30 分钟，捞出沥水；核桃仁、芡实去杂质，洗净；莲子洗净，用冷水浸泡回软，除去莲心。锅中加入约 1000 毫升冷水，放入粳米、核桃仁、芡实、莲子，先用武火烧开，后改小火煮至米烂粥稠，下冰糖拌匀即可盛起食用。

| 材料 | | |
|---|---|---|
| 芡实 | 150 克 |
| 老鸭 | 1 只 |
| 盐 | 少许 |

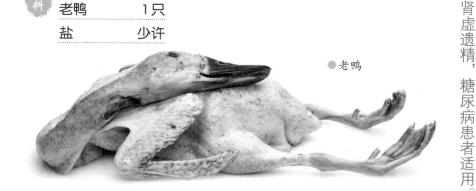

●老鸭

## 芡实煲老鸭

治肾虚遗精，糖尿病患者适用。

**壹制** 芡实洗净，用水浸泡。老鸭开膛去内脏洗净后，把芡实放入鸭腹中，然后把整只鸭子放入瓦煲内，加适量清水用文火煲 3 小时左右，加食盐少许，调味后即可服用。

47

# 莲子
## 家常食物中的养肾能手

莲子是睡莲科植物莲的成熟种子。性平，味甘、涩。有补脾止泻、益肾固精、养心安神之功。主治脾虚久泻、久痢，肾虚遗精、滑泄、小便不禁，妇人崩漏带下，心神不宁，惊悸，不眠等。适宜体质虚弱、心慌、失眠多梦、遗精者食用，适宜脾气虚、慢性腹泻之人食用，适宜妇女脾肾亏虚的白带过多之人食用，而中满痞胀、大便燥结者禁服。

《本草纲目》记载莲子的功用，"昔人治心肾不交，劳伤白浊，有清心莲子饮；补心肾，益精血，有瑞莲丸"，莲子有补益脾肾的作用。莲子里有苦涩的莲心，它们虽在同一个莲实中，但作用有天壤之别。莲子味甘性平，干者偏温，入脾、肾、心经，能够滋补元气，补中养神，益肾涩精，可用于治疗腹泻、腰痛、腰酸、遗精、失眠等情况，是很好的滋补品；而莲子心性味苦寒，入心、肾经，能够清心火，沟通心肾，可用于治疗心烦失眠、口渴喜饮、小便涩痛等情况，属于清热之品，没有太多的补益作用。所以，对于肾虚遗精者，食用时最好将莲子心除去，否则其补益作用将有所削弱。

莲子可内服，取6～15克，煎汤服用。其吃法很多，可用来配菜、做羹、炖汤、制馅、做糕点等，也可以与其他药食搭配，如《本草纲目》中有"得茯苓、山药、白术、枸杞子良"的论述。

材料

| 乌鸡 | 半只 |
| 莲子肉 | 20克 |
| 枸杞子 | 20克 |

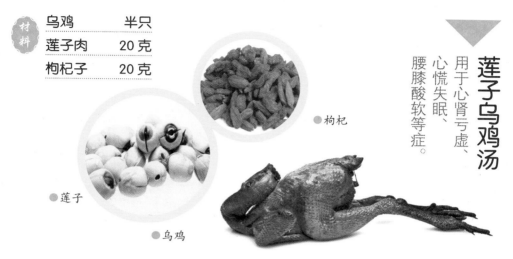

●枸杞

●莲子

●乌鸡

莲子乌鸡汤

用于心肾亏虚、心慌失眠、腰膝酸软等症。

壹制 调料适量炖熟，吃肉喝汤。枸杞子洗净，鸡肉洗净切块，莲子洗净备用。把鸡块、枸杞子、莲子放入水中，以大火煮滚后，捞除浮沫，改小火焖煮至食材软烂，加盐调味。

材料

| 莲子 | 20克 |
| 百合 | 20克 |
| 冰糖 | 适量 |

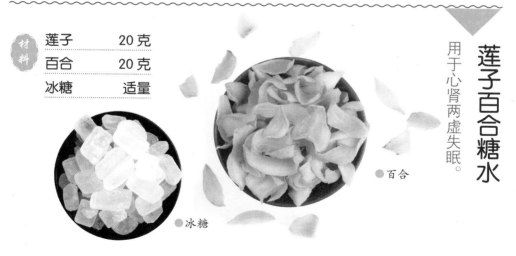

●百合

●冰糖

莲子百合糖水

用于心肾两虚失眠。

壹制 干百合用清水浸泡3小时左右，至完全泡发，轻轻一捏即碎，就是泡好了。待百合泡发好，将莲子剥出果肉备用。将百合、莲子倒入锅中，加适量清水，开煮，加入冰糖。煮沸后继续煮3分钟左右即可，晾凉后即可饮用。

# 猪肾
## 性欲低下者的家常菜

猪肾可以煮食、炒食或炖汤，但好吃的东西也不可久食。另外，猪肾也不能与吴茱萸、白花菜合食。

猪肾即猪腰，是猪科动物猪的肾脏，性平，味咸，有补肾阳、益精血的功效，用于肾气亏虚症见腰膝酸软、遗精盗汗、耳聋耳鸣、小便不利、水肿等。《本草纲目》说"肾有虚热者宜食之"，故肾有虚热者、性欲低下者可常食。

猪肾是日常饮食中多数人都喜欢的肉食，可以制作成各式菜肴，供不同人群食用。但猪肾有一种很重的臊味，制作前要将猪肾剖为两半，去掉里面的白色筋膜，在制作过程中，可以加入适量的料酒，这样就能把臊味全部去掉。

## 枸杞猪腰粥

益肾阴、补肾阳、固精强腰。适用于肾虚劳损，阴阳俱亏所致的腰脊疼痛、腰膝酸软、腿足痿弱、头晕耳鸣等。

| 材料 | | |
|---|---|---|
| 枸杞子 | 10 克 | |
| 猪腰 | 1 个 | |
| | （去内膜，切碎） | |
| 粳米 | 100 克 | |
| 葱、姜、食盐 | 少许 | |

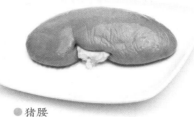
● 猪腰

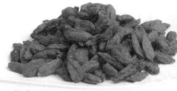
● 枸杞子

**烹制** 上料同煮成粥即可。

## 黄花菜熘炒猪腰

温补肾阳、平肝补血。适用于肾阳虚型骨质增生症患者。

| 材料 | |
|---|---|
| 猪腰 | 500 克 |
| 黄花菜（干） | 50 克 |
| 茴香籽（小茴香籽） | 5 克 |
| 盐 | 5 克 |
| 大葱 | 10 克 |
| 姜 | 5 克 |
| 大蒜（白皮） | 5 克 |
| 味精 | 2 克 |
| 白砂糖 | 2 克 |
| 植物油 | 25 毫升 |
| 淀粉（玉米） | 10 克 |

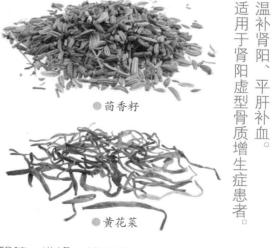
● 茴香籽

● 黄花菜

**烹制** 猪腰一剖两片，除筋膜臊腺，洗净，切成腰花块；黄花菜择洗干净，切成段。锅烧热倒入油，烧至九成热时，放入葱、姜、蒜，炒香，再入腰花、小茴香、盐，炒至猪腰变色熟透后，加入黄花菜、白糖煸炒，最后加湿淀粉勾芡，搅匀至汤液透明，加味精调味即可。

# 羊肉
## 冬季第一补

《本草纲目》说："羊肉能暖中补虚，补中益气，开胃健身，益肾气，养肝明目，治虚劳寒冷，五劳七伤。"作为温补、强身、壮体的肉类上品，《本草拾遗》还将其与人参相提并论。现代医学也证明，羊肉确有补肾强身之功。

羊肉是冬季进补的佳品，说起羊肉，我们很容易想到冬季那热腾腾的羊肉火锅。

羊肉是牛科动物山羊或绵羊的肉，性温，味甘，是民间常用的补肾壮阳之品。羊肉能补气养血、温中暖胃，可用于气血亏虚见倦怠无力；中焦虚寒见里急腹痛、肋胁疼痛；肾阳不足见腰膝酸软、尿频等。

羊肉肉质细嫩，脂肪、胆固醇含量少，适宜一般人食用，但因其温补之力较强，所以外感热病未愈或素体有热者不宜食用，孕妇也不宜多食。

羊肉清炖、红烧或煮汤都美味可口。制作时要注意去掉羊肉的膻味。

| 材料 | | |
|---|---|---|
| 小羊肉 | 500 克 |
| 当归 | 20 克 |
| 生姜 | 30 克 |
| 食盐 | 味精 |
| 胡椒粉 | 少许 |

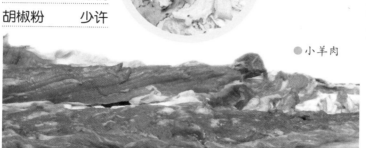

●当归

●小羊肉

## 羊肉生姜当归汤

温阳补肾、养血生精。适用于男子房事过度、阳气不足、血虚寒冷之证。

**烹制** 小羊肉洗去血水切块；当归切片；煲中加水适量，将上料同煮至熟，调味即可。

| 材料 | | |
|---|---|---|
| 羊肉 | 500 克 |
| 葱 | 25 克 |
| 青萝卜 | 少许 |
| 香菜 | 25 克 |
| 香油 | 5 毫升 |
| 味精 | 盐 |
| 姜 | 醋 |
| 胡椒粉 | 各适量 |

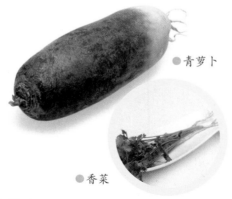

●青萝卜

●香菜

## 清炖羊肉

暖身，补肾。适合阳虚体质者食用。

**烹制** 将羊肉切成 2.5 厘米见方的块，用开水汆去血污；姜用刀拍破，葱一部分切丝，一部分切段；青萝卜切两半。羊肉倒入陶制盆内，加入姜、葱段、萝卜、开水（以没过羊肉为限），再放在锅内的小铁架上，锅内加适量的水（盆的下部分应泡在水中），盖紧锅盖，烧至肉烂时撇去浮油，捞去葱、姜、萝卜，吃时加入葱丝、香菜、醋、胡椒粉、香油、味精、盐等调味即可。

# 乌骨鸡
## 受欢迎的"黑心宝贝"

乌骨鸡口感非常细嫩，很适合炖煮煲汤，但多食易生痰助火，生热动风，故体内火气旺盛和患严重皮肤疾病者宜少食或不食。

乌骨鸡是雉科动物乌骨鸡（家鸡的一种）去羽毛及内脏的全体。乌骨鸡又名竹丝鸡、乌鸡，之所以得名，是因为它们的喙、眼、脚、皮肤、肌肉、骨头和大部分内脏都是乌黑的。乌骨鸡无论是从营养价值还是药用价值上看，都远远高于普通鸡，被称为"名贵食疗珍禽"。

乌骨鸡性平，味甘，补肝益肾、补气养血、退虚热，适用于虚劳羸瘦、骨蒸遗精盗汗、消渴、久泻、带下者，可以提高生理机能、延缓衰老、强筋健骨。乌骨鸡对体虚血亏、肝肾不足、脾胃不健的人效果更佳。在唐朝的时候，乌鸡就被用作丹药的主要成分来治疗所有妇科疾病，现在常用的乌鸡白凤丸也是以乌鸡为主要原材料制作的，乌鸡白凤丸不仅是妇科用药，还能治疗男性前列腺增生。

材料

| 乌骨鸡 | 1只 |
|---|---|
| 黄芪 | 60克 |
| 生姜 | 料酒 |
| 精盐 | 各适量 |

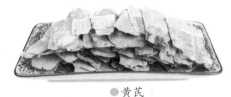
●黄芪

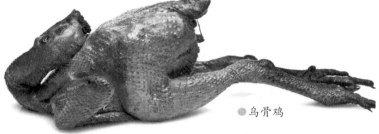
●乌骨鸡

## 黄芪炖乌骨鸡

补益气血，调和血脉。适用于气血不足所致的心悸气短、头晕眼花、食少消瘦、腹泻等。

烹制　将乌骨鸡宰杀、剖洗干净；黄芪洗净、切片，装入纱布袋内，扎紧袋口，塞入鸡腹中，用白线缝合。将鸡放入砂锅内，加入清水，高出鸡身，酌加生姜和料酒。先用武火煮沸15分钟，再用文火炖熬3小时，注意经常加水，将成时加入适量精盐，待鸡肉熟烂后停火，去药袋即可。

材料

| 乌骨鸡 (1000克) | 1只 |
|---|---|
| 桑葚子 | 30克 |
| 熟地黄 | 30克 |
| 紫草 | 10克 |
| 红花 | 5克 |
| 牡丹皮 | 5克 |

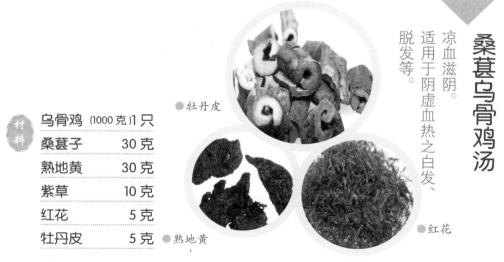
●牡丹皮
●熟地黄
●红花

## 桑葚乌骨鸡汤

凉血滋阴。适用于阴虚血热之白发、脱发等。

烹制　将乌骨鸡去内脏、毛等杂物后洗净，去皮、内脏，其余用料洗净，放入乌骨鸡腹腔里，用线或绳捆扎好，放入锅中，加清水适量煎煮，煮至乌骨鸡肉熟烂，调味即可。

# 鳝鱼
## 小暑黄鳝赛人参

黄鳝可食部分达65%以上，可做成多种佳肴美味，如红烧鳝片、油溜鳝片、油卤鳝松和鳝鱼火锅等堂菜。鳝鱼可以煮食，每次100～250克；或制成肉丸；或研末食用。

鳝鱼即黄鳝，是鳝科动物黄鳝的肉或全体。性温，味甘，有益气血、补肝肾、强筋骨、祛风湿之功。主治虚劳，肾气不足之腰痛、腰膝酸软、阳痿，风寒湿痹，产后淋沥，久痢脓血等。

据《本草纲目》记载，黄鳝有补血、补气、消炎、消毒、除风湿等功效。常吃鳝鱼有很强的补益功能，特别对身体虚弱、病后以及产后之人更为明显。它肉质细嫩，营养丰富，据分析，每百克黄鳝含蛋白质18.8克、脂肪0.9克、钙38毫克、磷150毫克、铁1.6毫克、硫胺素0.02毫克、核黄素0.95毫克等。正因为如此，民间流传"小暑黄鳝赛人参"之说。

壹制 将当归、党参洗净切成薄片；鳝鱼剖开，去头、骨、内脏，切丝。将全部用料同放入锅内，加水适量，置大火上烧滚，再转慢火煎熬 1 小时。捞出药物，加入食盐、葱、姜、料酒、醋拌匀，烧滚即成。

## 当归鳝鱼汤

补肾养血，补虚损，除风湿，强筋骨。治久病体虚、贫血、消瘦等。

●当归

●党参

| 材料 | |
|---|---|
| 鳝鱼 | 250 克 |
| 当归 | 15 克 |
| 党参 | 15 克 |
| 葱 | 生姜 |
| | 各适量 |

●鳝鱼

## 黄芪鳝鱼汤

补肾温脾养血、健美容颜。用于气血不足之面色萎黄、消瘦疲乏等。

| 材料 | |
|---|---|
| 鳝鱼 | 250 克 |
| 黄芪 | 30 克 |
| 生姜 | 1 片 |
| 红枣 | 6 枚 |

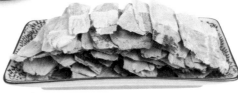

●黄芪

壹制 将黄芪、红枣洗净，生姜洗净切段，鳝鱼杀后去肠杂、洗净、斩件。起油锅放入鳝鱼、姜、盐，炒至鳝鱼半熟，将全部用料放入锅内，加清水适量，武火煮沸后，文火煲 1 小时，调味即可。饮汤吃鳝鱼肉。

# 鸽

## 补益肾气、强壮性功能

鸽肉有着很强的补益肾气、强壮性功能的作用。因为白鸽的性激素分泌特别旺盛，所以，白鸽是扶助阳气、强身的妙品。

"一鸽胜九鸡"，走禽不如飞禽，鸽肉营养价值高，自古以来就是营养滋补的上品，且以春天和夏初的鸽肉最为肥美。

鸽肉是鸽科动物原鸽、家鸽、岩鸽的肉，性平，味咸，能补肾健脾、益气养阴、祛风解毒，适用于肾精亏虚之消渴、健忘、腰膝酸软；脾胃气虚之食欲不振、乏力。对防治高血压、动脉硬化、哮喘、贫血、月经不调等有一定疗效。鸽肉性平，大多数人都可食用，但也不可多食。

鸽肉煮食、炒食、炖食、油炸均可，要想营养成分保存完好，最好用清蒸或煲汤的制作方式。

| 材料 | |
|---|---|
| 鸽子 | 1只 |
| 肉苁蓉 | 20克 |
| 杜仲 | 15克 |
| 葱 | 绍酒 |
| 精盐 | 各适量 |

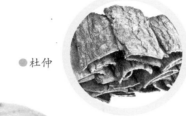
● 杜仲

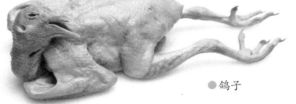
● 鸽子

**苁蓉杜仲蒸鸽**

滋补肝肾，补益气血。适用于治疗肝肾亏虚之眩晕耳鸣、腰膝酸软、神疲乏力、须发早白、两目干涩。

**烹制** 将鸽宰杀，去毛及内脏，洗净；杜仲用精盐炒；葱切段。把肉苁蓉和用精盐炒过的杜仲放入鸽腹内，把精盐、绍酒抹在鸽身上，放入蒸盆内，加入葱段，上笼大火蒸1小时即成。

| 材料 | |
|---|---|
| 乳鸽 | 150克 |
| 响螺肉 | 200克 |
| 猪瘦肉 | 100克 |
| 枸杞子 | 25克 |
| 姜 | 5克 |
| 白酒 | 3毫升 |
| 盐 | 2克 |
| 酱油 | 3毫升 |

● 枸杞子

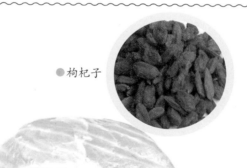
● 猪瘦肉

**乳鸽响螺汤**

壮肾填精，养阴清热。

**烹制** 将乳鸽切好，洗净；响螺肉放沸水内汆水；猪瘦肉洗净，切片；姜、枸杞子洗净，姜切片。煲内放适量水煲沸，放下鸽肉、螺肉、猪瘦肉、枸杞子、姜、白酒，煲约2.5小时，用盐、生抽调味。如购买冰冻的响螺肉，要洗净后汆水。

# 牛奶

## 全价高营养的理想食品

牛奶是牛科动物的乳汁，是全价高营养的理想食品，适合一般人每日饮用。

牛奶性温，味甘，补虚损、益肺胃、生津润肤，适用于虚劳劳损、消渴、血虚便秘、气虚下痢等症。

牛奶中含多种营养成分。其中，牛奶中的钙是活性钙，含量居众多食物之首，除了钙含量高，牛奶中的乳糖还能促进人体肠壁对钙的吸收，故钙的吸收率高达98%，对调节体内钙的代谢，维持血清钙浓度，增进骨骼的钙化起到一定作用。

对牛奶过敏、对乳糖不耐受者不适合饮用，脾胃虚寒泄泻、内有痰积者也应慎服。

牛奶中胆固醇的含量较低，对于中老年人来说，是一种理想食品。牛奶还能滋润肌肤，保护表皮、防裂防皱，使皮肤光滑、柔软白嫩，使头发乌黑、减少脱落，是天然的"绿色护肤品"。

牛奶要煮沸后饮用，以防病从口入，牛奶还可以和其他食物搭配，制成各种含奶食品，如煮粥时加入牛奶，可使粥味香浓，更有营养；制作糕点时也常加入牛奶。

材料

| 鲜牛奶 | 250 毫升 |
| 大米 | 60 克 |
| 白糖 | 适量 |

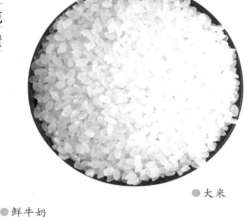
●大米

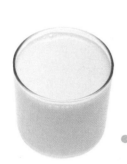
●鲜牛奶

## 牛奶粥

早晚服用，可补虚损，健脾胃，润五脏，适用于虚弱劳损、气血不足、病后虚羸、年老体弱、营养不良等症。

烹制

将大米煮半熟，去米汤，加入牛奶，文火煮成粥，加入白糖搅拌，充分溶解即成。

材料

| 西兰花 | 100 克 |
| 椰菜花 | 150 克 |
| 红甜椒 | 1/4 只 |
| 鲜奶 | 150 毫升 |
| 糖 | 1/4 茶匙 |
| 盐 | 1/4 茶匙 |

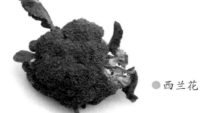
●西兰花

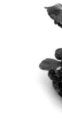
●椰菜花

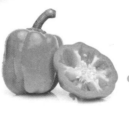
●红甜椒

## 奶汁菜花

清甜开胃，养气补虚。

烹制

西兰花和椰菜花切花朵形，隔水蒸熟；红甜椒去籽，切成幼粒。烧沸牛奶，放入红椒粒煮片刻，最后用水溶粟粉勾芡，加奶淋于菜花面。

# 对虾
## 壮阳补肾的海中珍品

对虾是对虾科动物对虾的全体或肉。是我国特产，因个大、出售时常成对出售而得名。对虾味道鲜美，有极高的营养价值，是"八大海珍品"之一。

对虾性温，味甘、咸。中医认为，对虾有壮阳补肾之功，对肾虚阳痿，阴虚风动，手足搐弱，中风半身不遂，乳疮、乳痈日久不敛有很好的治疗效果，尤其是对阳痿、肾功能减退有良效。

对虾可炒食、煮汤、清蒸，或浸酒，或制成虾酱。有些人喜欢吃"醉虾"，就是将新鲜的活虾在酒中蘸一下立即食用，认为这样鲜甜可口，这是不卫生的。虾体上经常会沾有肝吸虫虫卵，生食后会出现急性感染，严重者会引起肝功能衰竭死亡，因此对虾要熟食，不能生食。但要注意，有皮肤病疾患者应禁食。

● 对虾

**材料**

| 对虾 | 500 克 |
| 葱 | 料酒 |
| 糖 | 精盐 |
| 清汤 | 辣椒油 |
| | 各适量 |

● 糖　　　　　　　　● 葱

**烤对虾**

补肾壮阳，养血固精。可用于肾虚下寒、脾胃虚弱、阳痿不起、早泄、遗精、饮食不思、体虚乏力、面黄肌瘦等症。

**烹制**　将对虾去须、腿和虾枪，除去沙袋，挑除沙线，切成段。在炒锅中加油，油烧热时，投入虾段和葱段，炒至虾变红色，加入适量料酒、糖、精盐和清汤，用文火煨烤，烤至汤汁将尽时，酌加少量椒油即可食用。

**材料**

| 对虾 | 250 克 |
| 韭子 | 12 克 |
| 黄酒 | 60 毫升 |
| 生姜 | 4 片 |
| 红枣 | 5 枚 |

● 对虾

● 红枣　　　　　　　● 生姜

**韭子对虾汤**

补肾壮阳。适用于肾阳不足，症见腰脊酸冷，下肢乏力，阳痿早泄，精液稀少，精神萎靡不振，小便清长，夜尿多等。

**烹制**　鲜对虾以黄酒浸过，令虾醉死，然后用姜炒熟备用；韭子洗净；红枣去核，洗净。将全部用料放入锅内，加清水适量，武火煮沸后，文火煲约 2 小时，调味食用。

# 海参

## 陆有人参，水有海参

海参是很古老的海洋软体动物，有着6亿多年的历史，同人参、燕窝、鱼翅齐名，是世界八大珍品之一。"陆有人参，水有海参"，其温补之力可敌人参，故名海参。

海参是刺参科动物刺参、绿刺参、花刺参的全体，性平，味甘、咸，补肾益精，养血润燥，止血。海参是补肾的美食，也是药材，主治精血亏损，虚弱劳怯，阳痿，小便频数，肠燥便秘，肺虚咳嗽咯血，肠风下血，外伤出血。同时，海参还具有提高记忆力，防止动脉硬化、预防糖尿病以及抗肿瘤等作用。

海参可以补肾、养血，营养和食疗价值非常高，但在制作上不能放醋，因为酸性环境会让海参的胶原蛋白空间结构发生变化、蛋白质分子出现不同程度的凝集和紧缩。脾虚不运、外邪未尽者应禁食。

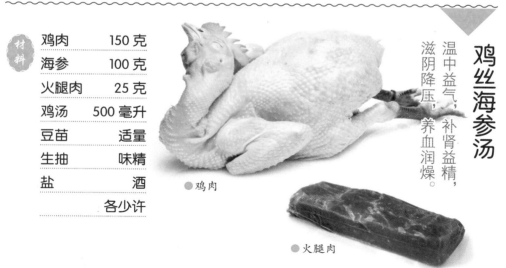

● 虾仁

**材料**

| 虾仁 | 60 克 |
|---|---|
| 海参 | 150 克 |
| 姜 | 5 克 |
| 大葱 | 5 克 |
| 盐 | 3 克 |

● 海参

**海参虾肉汤**

温肾壮阳，益精养血。

**烹制** 将虾肉洗净，滴干水；将发好的海参洗净切丝；姜洗净，切丝；葱去须洗净，切段。起油锅，放清水适量，武火煮沸，放入海参，文火煮 1 小时，放虾肉、姜丝继续煮 20 分钟，放葱、盐调味即可。

**材料**

| 鸡肉 | 150 克 |
|---|---|
| 海参 | 100 克 |
| 火腿肉 | 25 克 |
| 鸡汤 | 500 毫升 |
| 豆苗 | 适量 |
| 生抽 | 味精 |
| 盐 | 酒 |
| | 各少许 |

● 鸡肉

● 火腿肉

**鸡丝海参汤**

温中益气，滋阴降压，补肾益精，养血润燥。

**烹制** 海参浸水发好，洗净切丝；鸡肉洗净切丝，用生抽、酒拌匀；火腿肉切丝；豆苗洗净，滴干水分。在锅内注入鸡汤，放入鸡肉，煮 5 分钟，再下海参丝、火腿丝，煮沸后加豆苗、生抽，再滚，加味精调味即可。

65

# 鳖
## 滋阴补肾的"美食五味肉"

鳖又称甲鱼、水鱼、团鱼。鳖肉是鳖科动物中华鳖或山瑞鳖的肉，不仅含丰富优质的动物蛋白质，营养价值很高，还具有鸡、鹿、牛、羊、猪五种肉的美味，素有"美食五味肉"的美称。

鳖肉性平，味甘，能滋阴补肾，清退虚热，主治虚劳羸瘦，骨蒸痨热，久疟，久痢，崩漏带下，瘰疬。在很早以前，中医就认为"鳖可补痨伤，壮阳气，大补阴之不足"，鳖被当作滋补的营养保健品，适合体虚之人食用。对于肝肾阴虚所致的早泄、遗精等患者，是日常饮食中的优质保健品。

甲鱼是人人都爱吃的滋补品，冬季的鳖最为肥美可口。在购买时，应选择中等大小的甲鱼，因为"甲鱼大则老，小则腥"。在制作方法上，甲鱼可蒸可炖，但这种口福也不是人人可消受的，脾胃阳虚及孕妇应慎食。

材料

| 甲鱼 | 1只 |
| 油 | 100毫升 |
| 料酒 | 20毫升 |
| 葱段 | 姜片 |
| 盐 | 各5克 |

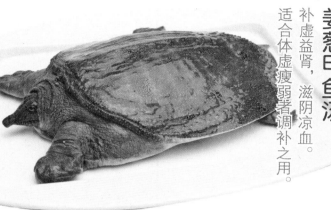

●甲鱼

## 姜葱甲鱼汤

补虚益肾，滋阴凉血。适合体虚瘦弱者调补之用。

烹制 将甲鱼处理好，切成6大块。锅中放油烧至七成热，放入葱段、姜片和甲鱼块炒约3～4分钟，呈灰白色时，放料酒、盐，加清水约1500毫升，用大火煨30分钟，熟烂即可。

材料

| 甲鱼肉 | 100克 |
| 冬虫草 | 10克 |
| 红枣 | 20克 |
| 米酒 | 30毫升 |
| 盐 | 6克 |
| 葱节 | 6克 |
| 姜片 | 6克 |
| 大蒜头 | 4瓣 |
| 鸡清汤 | 1000毫升 |

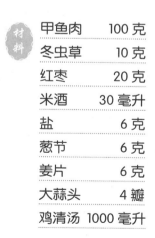

●大蒜头

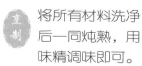

●红枣

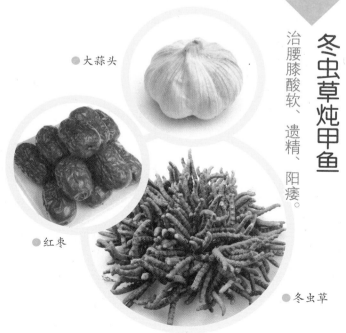

●冬虫草

## 冬虫草炖甲鱼

治腰膝酸软、遗精、阳痿。

烹制 将所有材料洗净后一同炖熟，用味精调味即可。

　　在中华民族数千年的文明史中，古代先贤经过长期的实践与探索，对中草药进行深入研究和总结，将他们的心血凝结出流芳百世的中医典籍。在医学技术日新月异的今天，现代化的高科技验证了祖先的智慧，重新发掘出中草药的神奇功效，其中不乏可用作食疗的养肾中草药，将其与合适的食材配伍，即可烹调出一道道鲜美可口的养肾食谱。同时，用相应的中草药配伍制成的中成药，更是历经检验而不衰的养肾佳品。

# 第三章

# 中草药的养肾智慧

# 可以作为**食疗**的中药

## 附子
## 回阳救逆第一品

附子性大热，味辛、甘，因其秉性纯阳，能助心阳以复脉，补命门之火以救散失的元阳，能散寒而却阴，以利阳气恢复，被称为"回阳救逆第一品药"。对于亡阳欲脱及元阳大亏的患者，有很强的回阳功效。附子作食疗时常用于脏腑阳气不足所致的畏寒肢冷、虚寒头痛、胸痹心悸、脘腹冷痛、大便溏薄、水泛肢肿、腰膝酸软、男子阳痿、女子宫冷等症。

附子是毛茛科多年生草本乌头的子根的加工品。附子的温阳之功位居温阳药之首，能回阳救逆，是中药中的回阳要药。

生附子含有乌头碱，乌头碱有剧毒，所以平常所用的附子多是加工过的制附子。炮制过的制附子中乌头碱的含量减少了，毒性大为降低，但还是含有一定量的乌头碱，在制作药膳时，可以将制附子先煎后用，先煎 0.5 ~ 1 小时以降低其毒性。在用量上，每次使用量一般为 3 ~ 15 克，一定要严格控制在安全用量内，太大的话就不安全了。

附子是纯阳之品，性燥烈，有毒，制作药膳时应先咨询医生后再使用。阴虚火旺及孕妇忌服。使用附子若非对症施用，不仅不能治病，反而会惹来意料不到的麻烦。

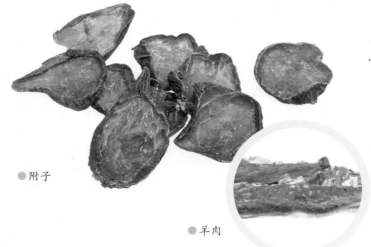

●附子

●羊肉

## 熟附子煲羊肉

驱寒补肾，可辅助治疗形寒肢冷、大便溏泄，或完谷不化，肠鸣腹痛。但口干口苦、心烦多梦、舌质红属热者及孕妇，则不宜服用。

烹制 熟附子洗净；羊肉切块，置沸水中稍滚，再洗净。上料与生姜一同放入瓦煲内，加入清水 2500 毫升（10 碗量），武火滚沸后，改文火煲约 2 小时，弃熟附子，调入适量食盐即可。此量可供 3 ~ 4 人食用。

| 材料 | |
| --- | --- |
| 熟附子 | 15 ~ 20 克 |
| 羊肉 | 200 ~ 300 克 |
| 生姜 | 4 片 |

## 参附鸡汤

壮阳，补中气，填精髓。

| 材料 | |
| --- | --- |
| 党参 | 30 克 |
| 制附子 | 30 克 |
| 生姜 | 30 克 |
| 母鸡 | 1 只 |

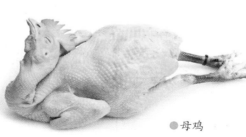

●母鸡

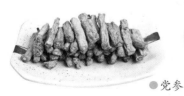

●党参

 烹制 将母鸡去毛及肠脏洗净；中药洗净，同放入锅中炖汤，炖 2 小时以上，用葱、盐、味精等调味即可。

# 续断
## 补肾还魂，续折接骨

从前有个郎中因不愿与山霸合伙开药铺赚钱，被山霸打断了双腿，扔在山上。幸好遇到一个青年，郎中让青年帮他挖了一些长着羽毛样叶子、开紫花的野草，回家后每天煎这种野草喝。在青年悉心照料下，郎中的伤腿慢慢恢复了。事后，郎中把治腿伤草药的知识传授给了青年，让他继续救治百姓，青年按照郎中的嘱咐做了，并根据这种药草有续接断骨的功效，将其命名为"续断"。

续断是川续断科多年生草本川续断的干燥根。因能"续折接骨"而得名。性微温，味苦、甘、辛。有补肝肾、强筋骨、止血安胎、疗伤续折之功。常用于肝肾不足、筋骨不健所致的腰膝酸痛、下肢痿软、风湿痹痛、阳痿不举、滑精遗尿。也常用于跌打损伤、瘀肿疼痛、骨折筋伤等。还可用于胎动欲坠。

其中酒续断多用于风湿痹痛、跌扑损伤，盐续断多用于腰膝酸软。续断在购买时，以条粗、质软、内呈墨绿色为佳，其药断面可见维管束放射状排列，犹如筋脉相连一般，闻之气微香，口尝味苦、微甜，后涩。

每次 10～15 克。浸泡、炖、煮、熬。风湿热痹者忌服。

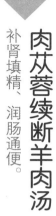

肉苁蓉续断羊肉汤

补肾填精、润肠通便。

| 材料 | | |
|---|---|---|
| 羊肉 | 250 克 |
| 续断 | 20 克 |
| 肉苁蓉 | 20 克 |
| 绿豆 | 10 克 |
| 生姜、盐 | 适量 |

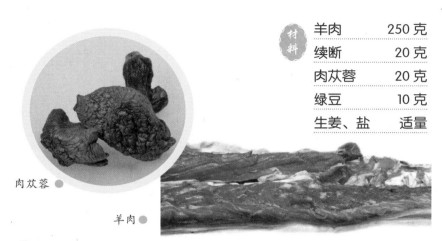

肉苁蓉 ●

● 羊肉

烹制　羊肉洗净，切块，绿豆洗净。羊肉放入锅内加清水煮沸，再放绿豆煮 15 分钟，将绿豆和汤水一起倒掉，去除羊肉的膻味。锅内另外倒入清水、肉苁蓉、续断、姜片煮 10 分钟，转小火煨至羊肉烂熟，加盐调味即可。

续断粥

补益肝肾，强筋健骨。

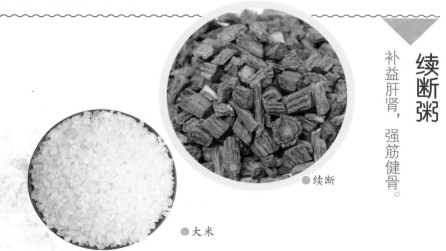

● 续断

● 大米

烹制　将续断择净，放入锅中，加清水适量，浸泡 5 ~ 10 分钟后，水煎取汁，加大米煮粥，待粥熟时下盐，再煮一二沸即成。

| 材料 | | |
|---|---|---|
| 续断 | 10 克 |
| 大米 | 100 克 |
| 盐 | 适量 |

73

# 巴戟天
## 补肾壮阳专家

巴戟天有补肾阳，益精血，强筋骨，祛风湿的功效，可治疗肝肾阳虚所致的风湿痹痛、筋骨萎弱、腰膝酸软、少腹冷痛、月经失调、宫冷不孕、阳痿早泄等症。

巴戟天是茜草科藤状灌木巴戟天的干燥根，也是补肾的良药，性微温，味甘辛，与淫羊藿性味相近，但与淫羊藿相比，巴戟天辛温之性较缓，没那么燥。

巴戟天用治肾阳虚弱症见阳痿、不孕时，多与淫羊藿、仙茅、枸杞子同用；用治肾阳虚弱症见月经不调、少腹冷痛时，多与肉桂、吴茱萸、高良姜等同用；用治肝肾不足症见筋骨痿软、腰膝冷痛，或风湿久痹、步履艰难时，多与杜仲等同用。

购买时，巴戟天以条大肥壮，呈链球状，肉厚色紫，木质心细者为佳。伪品一般肉薄，刮去外表皮后一般呈棕褐色、黄棕色。

巴戟天可以用来泡酒，也可用蒸、煮、炖、熬、焖等烹调方式制作药膳，每次用量10～15克。巴戟天补阳之功甚好，阴虚火旺及湿热者忌服。

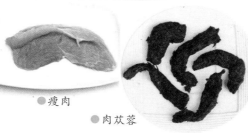

**材料**

| | |
|---|---|
| 驴鞭 | 1 副 |
| 巴戟天 | 10 克 |
| 肉苁蓉 | 10 克 |
| 瘦肉 | 100 克 |
| 火腿肉粒 | 10 克 |
| 绍酒 | 2 茶匙 |
| 清汤或水 | 适量 |

● 巴戟天

● 瘦肉

● 肉苁蓉

## 巴戟天肉苁蓉炖驴鞭

补肾阳，益精血，润肠通便。

适用于老年人肾阳不足引起的便秘。

**烹制** 驴鞭洗净切成段；巴戟天浸透切片；肉苁蓉洗净。将驴鞭、巴戟天、肉苁蓉放入炖盅，武火炖30分钟后，转文火炖3小时即可。

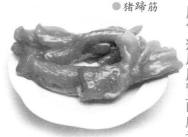

**材料**

| | |
|---|---|
| 猪蹄筋 | 30 克 |
| | （鲜者60克） |
| 牛蹄筋 | 30 克 |
| | （鲜者60克） |
| 花生 | 30 克 |
| 巴戟天 | 15 克 |

● 猪蹄筋

● 牛蹄筋

## 巴戟花生蹄筋汤

补益肝肾，强筋健骨。

适用于肝肾两虚者症见腰酸脚软，筋肉萎缩，下肢乏力，或肢体痹痛，麻木不仁。亦可用治类风湿性关节炎、脚气病属肝肾两虚者。

**烹制** 猪蹄筋、牛蹄筋用温水浸软，并放入沸水中略灼熟（鲜者洗净）切段；巴戟天、花生洗净。把全部用料放入锅内，加清水适量，武火煮沸后，文火煲2～3小时，调味即可。

75

# 杜仲
## 补肾强筋治腰痛

"杜仲全身都是宝，芽叶一片求长生"。杜仲茶是以杜仲初春芽叶为原料，经专业加工而成的一种茶疗珍品，是中国名贵保健药材。杜仲茶宜用85℃左右开水冲泡，然后加盖闷泡5分钟即可饮用。杜仲茶有降血压、强筋骨、补肝肾的功效，同时其降脂、降糖、减肥、通便排毒、促进睡眠的效果也很明显。

杜仲是远古时代幸存下来的珍稀树种，药用杜仲是杜仲科落叶乔木杜仲的干燥树皮，是中国特有的药材，药用历史非常悠久。其药用价值高，用途广，被人们誉为"植物黄金"，《神农本草经》将其列为上品。国家药材部门将杜仲与七叶一枝花、冬虫夏草、熊胆列为四大紧缺专控药材。

杜仲性温，味甘，能补肝肾，强筋骨，安胎，适用于肝肾不足、筋骨不健所致的腰膝酸痛、下肢痿软、屈伸不利、阳痿早泄、胎动不安、胎漏下血、遗尿尿频等症。杜仲还具有持久而缓和的降压作用，可用于早期高血压。除此之外，杜仲还能增强肾上腺皮质的功能，激活机体的特异性免疫功能反应，具有双向调节细胞免疫的功能。

杜仲可炖、煮、熬，每次用10～15克。杜仲配上相应药材或食材制作药膳，是很好的保健美食，不过，阴虚火旺者不能食用。

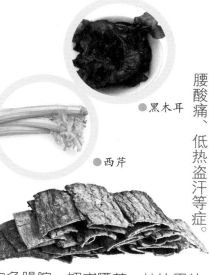

## 杜仲冬菇煲猪腰

补益气血，益脾固肾。

适用于尿少或尿血、倦怠乏力、食后腹胀、四肢沉重、纳少便溏、腰酸痛、低热盗汗等症。

**材料**

| | |
|---|---|
| 杜仲 | 20 克 |
| 冬菇 | 10 克 |
| 猪腰 | 2 只 |
| 黑木耳 | 30 克 |
| 西芹 | 50 克 |
| 精盐 | 5 克 |
| 猪油 | 30 毫升 |
| 肉汤 | 500 毫升 |
| 调味品 | 适量 |

●黑木耳

●西芹

●杜仲

**烹制** 将猪腰片开，除去白色臊腺，切成腰花；杜仲用盐水炒焦，切丝；黑木耳水发透，去蒂根，洗净；西芹洗净切段；冬菇泡发洗净，一切两半。将腰花、木耳、杜仲、冬菇、西芹、精盐、猪油放入煲内，加肉汤 500 毫升，用中火烧沸，改文火煲 40 分钟即成。

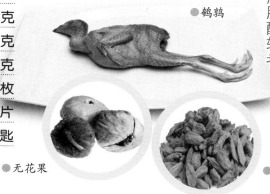

## 杜仲杞子炖鹌鹑

养肾强元，补血敛精。

适用于肝肾亏虚，腰膝酸软者。

**材料**

| | |
|---|---|
| 鹌鹑 | 2 只 |
| 鸡肉 | 50 克 |
| 杜仲 | 8 克 |
| 枸杞子 | 6 克 |
| 无花果 | 3 枚 |
| 生姜 | 2 片 |
| 绍酒 | 1 茶匙 |

●鹌鹑

●无花果

●枸杞子

**烹制** 鹌鹑宰杀干净，去其头、爪和内脏，每只斩为两边；鸡肉洗净，切为中块；杜仲、枸杞子用温水浸透，杜仲刮去粗皮。将以上用料连同 1 碗半沸水倒进炖盅，盖上盅盖，隔水炖之，先用大火炖 30 分钟，再用中火炖 50 分钟，后用小火炖 90 分钟即可。

# 狗脊
## 固肾强腰祛风湿

这里讲的狗脊不是动物狗脊而是植物狗脊，是蚌壳蕨科多年生草本金毛狗脊的干燥根茎。因其根茎表面附有光亮的金黄色长柔毛，根似狗的脊背，所以又叫"金毛狗脊"。

狗脊性温，味苦、甘，《神农本草经》将其列为中品，能祛风湿，补肝肾，强腰膝，适用于肝肾不足所致的腰痛脊强、腰膝酸软、下肢痿软、尿频遗尿、遗精早泄、带下清稀等症。

狗脊亦可治腰痛，如《圣惠方》中的狗脊丸。但与杜仲不同的是，狗脊治腰痛偏于腰部中央；杜仲治腰痛偏于腰的两旁。

狗脊有温肾固摄的作用，若是老年人小便过多，可单用狗脊或配益智仁、茯苓、杜仲等以益肾缩尿。若是妇女冲任虚寒，带下纯白，可以与芡实、白果、白蔹同用以温肾固摄，祛湿止带。若是男子肾虚遗精，腰酸腿软，则可配合远志、杜仲、当归等以益肾固精。

狗脊性温，每次用量宜10～15克。肾虚有热、小便不利或短涩黄赤者忌服。

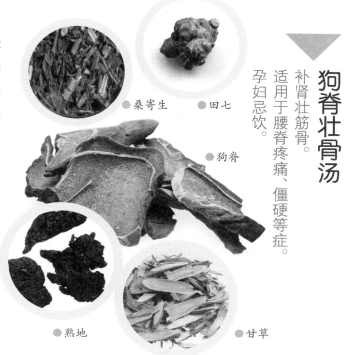

● 桑寄生　　● 田七

● 狗脊

● 熟地　　● 甘草

### 狗脊壮骨汤

补肾壮筋骨。
适用于腰脊疼痛、僵硬等症。
孕妇忌饮。

| 材料 | |
|---|---|
| 狗脊 | 15 克 |
| 桑寄生 | 15 克 |
| 炒杜仲 | 15 克 |
| 田七 | 当归 |
| 熟地 | 各 12 克 |
| 枸杞子 | 12 克 |
| 甘草 | 6 克 |

**烹制** 将上述药材冲洗后，加入 900 毫升清水一起煎煮，先用武火煮沸，再改文火继续煮至半量，取药汁，温服。

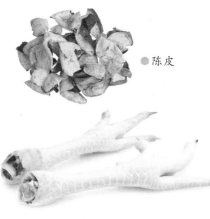

● 陈皮

● 鸡脚

### 狗脊花生鸡脚汤

补肾健脾，强壮筋骨。
适用于肾亏气弱症见体倦乏力，形瘦羸弱，腰膝酸软，步履失健，骨节痹痛等。

| 材料 | |
|---|---|
| 鸡脚 | 4 对 |
| | （约 250 克） |
| 花生 | 30 克 |
| 狗脊 | 20 克 |
| 红枣 | 4 枚 |
| 陈皮 | 3 克 |

**烹制** 鸡脚以开水拖过，去外衣、爪甲，洗净；狗脊、陈皮、花生、红枣洗净。把全部用料放入锅内，加清水适量，武火煮沸后，文火煲约 2 小时，调味即可。

# 山茱萸
## 收敛元气的长寿药

山茱萸是一种可药用、亦可食用的传统名贵中药材，其历史已有1500余年。

山茱萸是山茱萸科落叶小乔木山茱萸的成熟果肉，一般也称为山萸肉。山茱萸性微温，味酸、甘，能补益肝肾，收敛固涩，常用来治疗肾阳虚所致的头晕、目眩、耳鸣、腰膝冷痛、阳痿早泄等症，也常用于滑精遗尿、崩漏、大汗不止等症，还可用于消渴。近代研究证明，山茱萸能对抗化疗、放疗的副作用，提高机体免疫功能，是中医长寿植物药。

山茱萸可入煎、丸、散剂，亦可浸酒、熬粥服用，每次用量5～30克。山茱萸用治肝肾阴虚所致头晕目眩、耳鸣、腰酸，可与熟地、山药等同用；用治肾阳不足所致的腰膝酸软、小便不利，可与附子、肉桂同用。山茱萸还有敛汗作用，对于虚汗不止者，可与龙骨、牡蛎同用。素有湿热、小便淋涩者忌服。

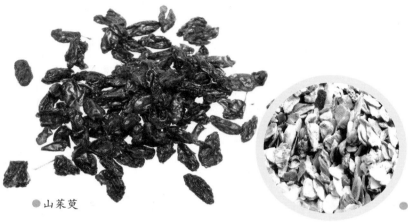

● 山茱萸

● 牡蛎

## 龙牡山萸粥

补肾壮骨。

**烹制** 将龙骨、牡蛎打碎。锅中加入适量水，加入龙骨、牡蛎煮约1小时，再加山茱萸煎30分钟，去渣取汁。如法再煎煮2次。把3次药汁合在一起，加入粳米及适量水煮粥即可。

| 材料 | |
|---|---|
| 龙骨 | 30克 |
| 牡蛎 | 30克 |
| 山茱萸 | 10克 |
| 粳米 | 100克 |

---

| 材料 | |
|---|---|
| 山茱萸 | 10克 |
| 牛肉 | 250克 |
| 龙眼肉 | 10克 |
| 黄芪 | 15克 |
| 绿豆苗 | 少许 |

● 黄芪

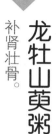

● 绿豆苗

● 牛肉

## 山茱萸黄芪龙眼牛肉汤

适用于牙周病气血不足，症见牙龈色淡白萎缩，牙根宣露，牙齿松动等。

**烹制** 牛肉切片，放入锅中，水煮，去除牛肉清汤上的泡沫、浮油，加入黄芪、山茱萸、龙眼肉煮至水减半，最后，以酒、盐调味，放入豆苗煮熟即可。

# 淫羊藿
## 植物中的伟哥

有资料记载，南北朝时的著名医学家陶弘景在一次采药的途中，无意中听见一个老羊倌和人交谈，言谈中提到一种怪草，说是这种怪草若是被公羊啃吃以后，阴茎极易勃起，而且坚挺不痿。陶弘景赶忙上前，虚心向老羊倌请教。后来，经过他的反复验证，证实这种怪草的强阳作用确实不同凡响。于是，便将此药载入药典，取名"淫羊藿"。

淫羊藿是小檗科多年生草本淫羊藿、箭叶淫羊藿、柔毛淫羊藿、巫山淫羊藿或朝鲜淫羊藿的干燥地上部分。其性温，味辛、甘，能温肾壮阳，强筋骨，祛风湿，常用于肾阳虚所致的肾虚咳喘、尿频遗尿、阳痿精衰、宫寒不孕等，也用于风湿痹证半身不遂、四肢不仁。

经证实，淫羊藿含有类似 5 型磷酸二酯酶抑制剂的成分。5 型磷酸二酯酶抑制剂是伟哥的主要成分。相对于西药而言，中药淫羊藿的副作用较小。除此之外，淫羊藿中含有的类雄性激素样物质功效强于蛤蚧和海马，能够促进精液分泌，精囊充盈后，反过来又刺激感觉神经，从而激发性欲，使阴茎勃起。同时，淫羊藿还可以抑制血管运动中枢，扩张周围血管，使血压下降，并能镇咳、祛痰、平喘，对脊髓灰质炎病毒、白色葡萄球菌、金黄色葡萄球菌等也有显著的抑制作用。

淫羊藿性温，阴虚火旺者不可服用。

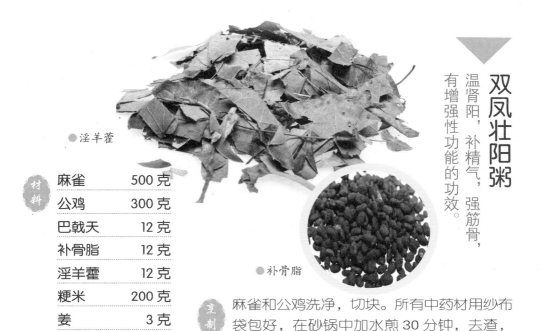

● 淫羊藿

## 双凤壮阳粥

温肾阳，补精气，强筋骨，有增强性功能的功效。

● 补骨脂

| 材料 | | |
|---|---|---|
| 麻雀 | 500 克 |
| 公鸡 | 300 克 |
| 巴戟天 | 12 克 |
| 补骨脂 | 12 克 |
| 淫羊藿 | 12 克 |
| 粳米 | 200 克 |
| 姜 | 3 克 |
| 盐 | 4 克 |

**烹制** 麻雀和公鸡洗净，切块。所有中药材用纱布袋包好，在砂锅中加水煎 30 分钟，去渣，加入麻雀、鸡、姜、盐和粳米同煮成粥即可。

## 淫羊藿炖猪心

温肾补阳，养心安神。

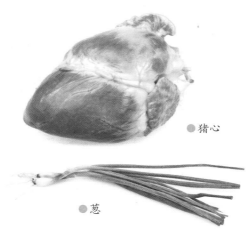

● 猪心

● 葱

| 材料 | | |
|---|---|---|
| 淫羊藿 | 50 克 |
| 猪心 | 500 克 |
| 葱 | 姜 |
| 食盐 | 花椒 |
| 白糖 | 味精 |
| 香油 | 卤汁 |
| | 各适量 |

**烹制** 淫羊藿洗净剪碎，放入锅中，加适量水，煮 2 次，取约 1500 毫升药汁。猪心剖开，洗净，与药汁、姜、葱、花椒一起放入锅中。猪心煮六成熟后捞出，待放凉后，将其放入卤汁锅中，文火煮熟，切片。最后用卤汁、盐、白糖、味精、香油加热煮成浓汁，放入猪心片拌匀即可。

# 肉苁蓉
## 濒临灭绝的"锁阳王"

肉苁蓉是列当科的濒危物种，多年生肉质寄生草本肉苁蓉的干燥带鳞叶的肉质茎，又名地精，分布于内蒙古、甘肃、新疆、青海等地的沙质土壤和半沙质的草原地带。其药用价值极高，有"沙漠人参"的美誉，是我国传统的名贵中药材。在我国发现的60多种补益中药中，是品位最高的药物。

肉苁蓉性温，味甘、咸，能补肾阳，益精血，润肠通便，治疗肾阳不足、精血亏虚所致的头晕耳鸣、须发早白、腰膝酸软、下肢痿软、阳痿早泄、宫冷不孕、肠燥便秘等症。肉苁蓉含有大量氨基酸、胱氨酸、维生素和矿物质等珍稀营养滋补成分，对男性肾、睾丸、阴茎等性器官都有极大的补益效果，对治疗阳痿、早泄的效果更是立竿见影，所以肉苁蓉在补肾壮阳类药物中有"锁阳王"之称。

肉苁蓉还含有丰富的甘露醇，据研究报道，甘露醇在增强机体免疫功能、激活体内超氧化物歧化酶和降低脂褐质堆积等抗衰老方面具有显著的作用。

肉苁蓉是阴阳并补之品，补肾而不伤阴，长期服用也不会出现上火、口干等症状，男女皆宜，但阴虚火旺、内有实热及大便溏泄者还是要慎服。

| | | |
|---|---|---|
| 肉苁蓉 | 10 克 |
| 精羊肉 | 100 克 |
| 粳米 | 100 克 |
| 葱白 | 2 茎 |
| 生姜 | 3 片 |
| 盐 | 适量 |

**材料**

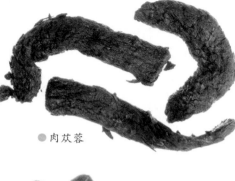

● 肉苁蓉

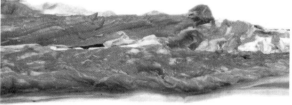

● 精羊肉

## 苁蓉羊肉粥

温补肾阳。适用于阳虚症见阳痿、早泄、滑精者。

大便溏及性功能亢进者不宜食用。

**壹制** 肉苁蓉洗净，碾碎，入砂锅中煎煮，取汁去渣。精羊肉洗净，切小块，放入药汁锅中，加入粳米同煮，沸后加盐、葱白、生姜煮为稀粥即可。

| | | |
|---|---|---|
| 兔肉 | 100 克 |
| 肉苁蓉 | 30 克 |
| 芡实 | 30 克 |

**材料**

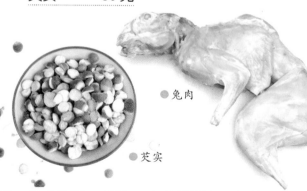

● 兔肉

● 芡实

## 肉苁蓉芡实兔肉汤

补肾固肾，延缓衰老。

适用于老年人肾虚症见筋骨瘦弱、腰膝冷痛、小便频数或小便混浊、阳痿遗泄、早衰等。

也适用于妇女脾肾虚弱之带下。

感冒发热者不宜食用。

**壹制** 兔肉洗净，斩件；肉苁蓉略浸，切片；芡实洗净，清水浸泡 30 分钟。把全部用料放入锅内，加清水适量，武火煮沸后，文火煲 1 ~ 2 小时，调味即可。

# 冬虫夏草
## 阴阳双补，贵过黄金

冬虫夏草既不是虫子也不是草，而是一种真菌，是麦角菌科真菌冬虫夏草菌寄生在蝙蝠蛾科昆虫幼虫上的子座及幼虫尸体的干燥复合体。

冬虫夏草性平，味甘，有益肾壮阳、补肺平喘、止血化痰功效。主治肺肾虚所致的久咳虚喘、劳嗽痰血、虚汗易出，肾虚所致的腰膝酸软、阳痿早泄等。

冬虫夏草是最好的一种调节身体阴阳平衡的补品，补益作用平缓，一般要连续服用2～3个月。治疗肾虚精亏导致的腰膝酸痛、软弱无力、梦遗滑精、阳痿早泄、耳鸣健忘及神思恍惚等症，可单用冬虫夏草泡酒服，或与杜仲、川断、枸杞子、鹿角胶、龟甲胶等补精血、壮阳气、强筋健骨之品配合使用，以增强药效。

冬虫夏草与人参、鹿茸一起列为中国三大补药，是中国独有的一种名贵中药材，有着"软黄金"之称，价格比真黄金还贵，在选购时有十六字箴言："上草下虫，虫实草空；足有虫纹，草顶稍膨。"虫草越新鲜越好，放久会失效。阴虚火旺者慎服。

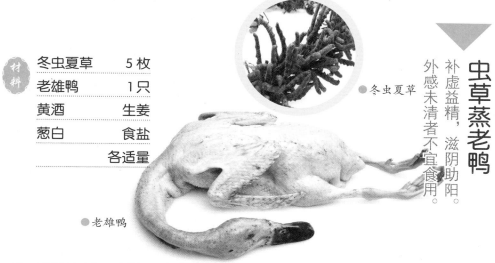

● 冬虫夏草

● 老雄鸭

**材料**

| 冬虫夏草 | 5 枚 |
| 老雄鸭 | 1 只 |
| 黄酒 | 生姜 |
| 葱白 | 食盐 |
| | 各适量 |

## 虫草蒸老鸭

补虚益精，滋阴助阳。外感未清者不宜食用。

**烹制** 老鸭去毛、内脏，冲洗干净，放入水锅中煮开至水中起沫捞出，将鸭头顺颈劈开，放入冬虫夏草，用线扎好，放入大钵中，加黄酒、生姜、葱白、食盐、清水适量。最后将大钵放入锅中，隔水蒸约 2 小时鸭熟即可。

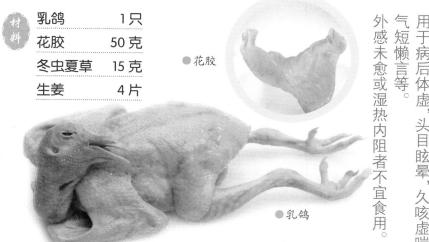

● 花胶

● 乳鸽

**材料**

| 乳鸽 | 1 只 |
| 花胶 | 50 克 |
| 冬虫夏草 | 15 克 |
| 生姜 | 4 片 |

## 虫草花胶炖乳鸽

补益气血，填精补肾。用于病后体虚，头目眩晕，久咳虚喘，气短懒言等。外感未愈或湿热内阻者不宜食用。

**烹制** 乳鸽去毛，剖净；冬虫夏草、生姜洗净；花胶浸发，切丝洗净。将全部用料及少许米酒放入炖盅内，加开水适量，盖好，隔水慢火炖 3 小时，加盐调味即可。

# 菟丝子
## 滋肾养肝明目

菟丝子最早是被人在黄豆地里发现的，是一种野生藤蔓植物。听闻受了腰伤的兔子吃了它，没几天就恢复如常了，所以取名叫"兔丝子"。后来，因为是草药，就在"兔"字上加了草字头，就是现在所说的"菟丝子"。

菟丝子是旋花科一年生寄生缠绕性草本菟丝子的干燥成熟种子。其性温，味甘，能补肾固精，养肝明目，止泻，安胎，常用来治疗肝脾肾阳气不足所致的目暗不明、便溏泄泻、腰膝酸软、须发早白、遗尿尿频、阳痿早泄、白带过多、崩漏不止、宫寒不孕等，也常用于胎动不安。《本草汇言》说菟丝子是"补肾养肝，温脾助胃之药也。但补而不峻，温而不燥，故入肾经，虚可以补，实可以利，寒可以温，热可以凉，湿可以燥，燥可以润"。

菟丝子入肾经，阴阳并补，若与鹿茸、附子、枸杞子、巴戟天等配伍，可温补肾阳；与熟地、山萸肉、五味子等同用，可滋肾阴，常用于肾虚腰痛耳鸣、阳痿遗精、消渴、不育、淋浊带下、遗尿失禁等症；与熟地、车前子、枸杞子配伍，可滋肾养肝明目。

阴虚火旺、大便燥结者不宜服用。

## 菟丝子粥

补益肝肾。适用于肝肾不足症见小便频数，头晕眼花，视物模糊，耳鸣耳聋，习惯性流产等。

● 菟丝子

● 大米

**烹制** 先将菟丝子洗净、捣碎，水煎取药汁加大米煮为稀粥，待熟时调入白糖即可。每日2剂，早、晚服食之。

**材料**

| 菟丝子 | 30克 |
|---|---|
| （鲜者加倍） | |
| 大米 | 100克 |
| 白糖 | 适量 |

## 菟丝子山药猪脬汤

补肾缩尿。适用于肾亏，症见小便频数，腰酸耳鸣，夜尿多，甚至小便失禁，或尿后余沥不尽等。

**材料**

| 猪小肚（猪脬） | 2个 |
|---|---|
| 菟丝子 | 20克 |
| 山药 | 30克 |
| 生姜 | 4片 |

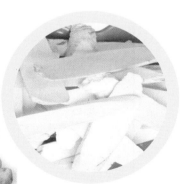

● 山药

● 生姜

**烹制** 猪小肚割去残留肥肉，用清水反复漂洗干净，再加盐略微腌一下，洗净，放入沸水中灼熟备用；菟丝子、山药、生姜洗净。把全部用料放入锅内，加清水适量，武火煮沸后，改文火煲2小时，调味即可。

# 鹿茸
# 壮元阳补气血强身健体

鹿茸是鹿科动物梅花鹿或马鹿的雄鹿未骨化密生茸毛的幼角，是"东北三宝"之一，是一种很名贵的药材。鹿茸中所含的氨基酸、卵磷脂、维生素和微量元素的含量比人参更丰富，氨基酸成分占总成分的一半以上。

鹿茸性温，味甘、咸。历代医家认为，鹿茸有壮肾阳，益精血，强筋骨，调冲任，固带脉，托疮毒的功效。鹿茸常用于治疗肝肾阳虚所致的筋骨痿软、头晕耳鸣、畏寒肢冷、腰膝酸痛、小便频数、男子阳痿早泄、女子宫冷不孕、崩漏不止、白带过多、小儿囟门不合、齿迟行迟等，也常用于疮疡已成、疮顶塌陷、溃久难敛者。

服用鹿茸宜从小量开始，慢慢增加，如果一开始就大量服用，会阳升风动，头晕目赤，或助火动血，而致鼻衄。阴虚阳亢、内有实热及外感热病者忌服。

鹿茸的保存要特别小心，不宜长时间放置冰箱中，可放在一个干净的玻璃瓶内，然后投入适量用文火炒至暗黄的糯米，待晾凉后放入，将瓶盖封严，搁置在阴凉通风处，再用布包点花椒，放在鹿茸旁边，这样就不会招虫了。如果保存得当，鹿茸的药效可维持3~5年。

**鹿茸鸡汤**

补益血气，养肝补肾，壮阳祛寒。

适用于身体虚弱，面色苍白，怠倦怕冷，手脚不温，头晕目眩，或子宫虚冷不育、产后精血两亏者。

| 材料 | 鹿茸 | 3 克 |
|------|------|------|
| | 嫩鸡翅膀肉 | 100 克 |

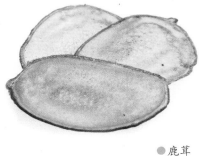
● 鹿茸

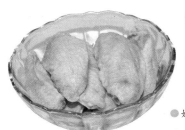
● 嫩鸡翅膀肉

**烹制** 将嫩鸡的翅膀肉洗净，用 4 碗水文火煮，煮沸去除泡沫，再煮至 2 碗水便成清汤。鹿茸用 1 碗水煮成半碗，倒入鸡汤内再煮片刻，油盐调味即可。

**鹿茸炖甲鱼**

温补肾阳，益气养阴。

适用于肾阳虚症见阳痿、滑精者。

| 材料 | 甲鱼 | 750 克 |
|------|------|------|
| | 鹿茸片 | 1 克 |
| | 香菜 | 葱段 |
| | 姜片 | 花椒 |
| | 料酒 | 味精 |
| | 酱油 | 白糖 |
| | 猪油 | 鸡汤 |
| | 湿淀粉等 | 各适量 |

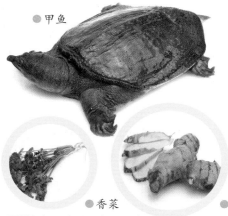
● 甲鱼
● 香菜
● 姜片

**烹制** 甲鱼杀死后，洗净，用酱油浸泡入味。炒锅置火上，放入油，油烧热后，将甲鱼炸成金黄色。锅内留油，放入葱、姜、花椒制成调味油，把甲鱼置碗内，加入调味油、料酒、酱油、味精、鸡汤、白糖、鹿茸片，然后上盖蒸熟，用湿淀粉勾芡，撒上香菜，装盘。

91

# 鹿角胶
## 温补肝肾益精血

鹿角胶是鹿科动物梅花鹿或马鹿的角经水煎熬浓缩而成的固体胶。鹿角胶入药历史有两千多年，古时称其为"鹿角仙胶"，始载于《神农本草经》中。

鹿角胶性温，味甘、咸，有温补肝肾、益精血、止血的功效，常用于肾阳虚弱、精血不足所致的虚劳羸瘦、畏寒肢冷、阳痿早泄等，也用于吐衄便血、崩漏不止、阴疽。

鹿角胶可烊化兑服，也可用来煮粥，或与人参、龟胶、阿胶之类搭配做羹汤等。烊化时将鹿角胶置药汁或沸水中，隔水炖化或上笼蒸化。每次 5 ~ 10 克，阴虚火旺者忌服。

鹿角胶为扁方块状，表面黄棕色或红棕色，光滑，半透明。有的鹿角胶上部有黄白色泡沫层，是熬制冷却时浮面的泡沫干燥而成的。鹿角胶质坚而脆，很容易破碎，破碎后断面光洁，对光透视不混浊。购买时以无特殊气味，味道微甜者为佳。保存时要将其放置于阴凉干燥处，密闭保存，防热，防潮。

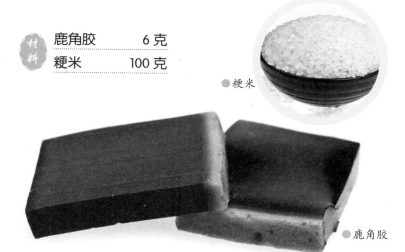

## 鹿角胶粥

补肾阳、益精血。

适用于肾阳不足、精血虚损所致的形体羸瘦、腰膝酸软疼痛、遗精阳痿等。

**材料**

| | |
|---|---|
| 鹿角胶 | 6 克 |
| 粳米 | 100 克 |

● 粳米

● 鹿角胶

**烹制** 将粳米煮成粥后，将鹿角胶打碎放入热粥中溶解，加白糖适量调味即可。

## 鹿角胶鸡肉汤

补肾益精，固崩止血。

适用于更年期肾阳不足而致性功能减退、腰膝酸软、头晕乏力、虚劳羸瘦等。

**材料**

| | |
|---|---|
| 鹿角胶 | 50 克 |
| 鸡肉 | 200 克 |
| 红枣 | 5 枚 |
| 生姜 | 4 片 |
| 食盐 | 适量 |

● 红枣

● 鸡肉

**烹制** 鲜鸡肉（去皮）、红枣（去核）、生姜洗净。把全部原料放入炖盅内，加沸水适量，盖上盖，文火隔水炖 1 小时，加食盐调味即可。

# 补骨脂
## 温肾助阳之良品

《本草纲目》认为补骨脂有治肾泄、通命门、暖丹田、敛精神之效，所以常用于补肾助阳、纳气平喘、温脾止泻。

唐朝有一位郑愚郑相国曾作过一首诗称赞补骨脂："七年对节向边隅，人言方知药物殊；夺得春光采在手，青娥休笔白髭须。"传说郑相国在75岁高龄时，还被皇帝任命到海南当节度使，圣旨无法违抗，老相国只能赴任，但年老体虚，加上水土不服，一到海南便病倒了，"伤于内外，众疾俱作，阳气衰绝"，卧床不起。当时有位姓李的百姓多次向他推荐服用药物"补骨脂"，他怀着试试的心理服用了七八天，全身病症渐渐减轻，精神逐渐好转，又坚持服用了10多天后，疾病竟然痊愈了。后来郑相国常常服用此药，一直到82岁回到京城，向大家广为介绍，并作了上述诗句称赞此药。

补骨脂是豆科一年生草本补骨脂的干燥成熟果实，又名破故纸、婆固脂、胡韭子。性温，味辛、苦。有补肾助阳、固精缩尿、暖脾止泻、纳气平喘之功。常用于肺脾肾阳虚所致的久咳喘促、五更泄泻、腰膝冷痛、下肢痿软、须发早白、崩漏带下、遗精滑精、遗尿尿频等。阴虚火旺及大便秘结者忌服。每次6～15克。浸酒、煮、煎、熬。

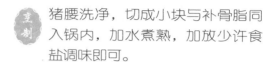
●母鸡

| 材料 | 补骨脂 | 20克 |
|------|--------|------|
|      | 猪腰   | 1个  |

**壹制** 猪腰洗净，切成小块与补骨脂同入锅内，加水煮熟，加放少许食盐调味即可。

## 补骨脂猪腰汤

补肾、缩夜尿、止溏泄

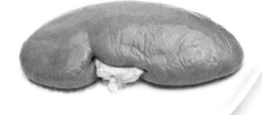
●猪腰

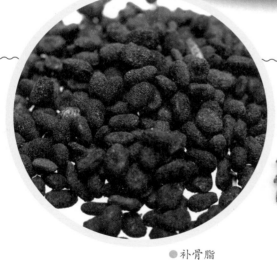

## 补骨脂白鸽汤

补脾肾、止腰痛

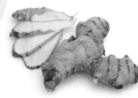
●姜

●补骨脂

| 材料 | 补骨脂 | 15克 |
|------|--------|------|
|      | 白鸽   | 半只 |
|      | 姜     | 适量 |

**壹制** 补骨脂浸泡、洗净，白鸽宰洗净、去脏杂和尾部，和姜片一起放入瓦煲，加入清水，武火滚沸后改文火煲约2小时，下盐便可。

# 海马
## 北方人参，南方海马

海马有壮阳之功，自古以来都很受男士欢迎，有"北方人参，南方海马"之说。孕妇及阴虚火旺者忌服。

海马因其头部酷似马头而得名，是海龙科动物线纹海马、刺海马、大海马、三斑海马或小海马的干燥体，是一种奇特而珍贵的近陆浅海小型鱼类，也是一种经济价值较高的名贵中药。

海马性温，味甘、咸，能补肾壮阳，活血散结，消肿止痛，还具有镇静安神、止咳平喘的功效，常用于肾阳虚所致的阳痿遗精、遗尿尿频、宫冷不孕、腰膝酸软等，也用于症瘕积聚、跌扑损伤。对于治疗神经系统的疾病也有一定疗效。

海马主要用于各种药品的合成，也可以直接服用健体治病。海马含氨基酸、脂肪酸、甾体和无机元素等，制作时可以用海马泡酒，或配以当归、党参、淮山、杞子等中药和鸡肉炖汤，当作家常滋补品食用。

## 海马酒

补肾助阳。适用于肾虚夜尿频繁，男子阳痿，女子白带多等症，对跌打损伤也有一定疗效。阴虚内热、脾胃虚弱者及孕妇忌服。

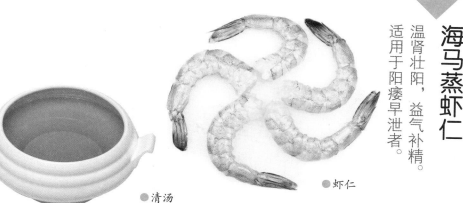

●海马

| 材料 | |
|---|---|
| 海马 | 2 只 |
| 白酒 | 500 毫升 |

**烹制** 将海马拍碎，装入器皿中，倒入白酒后将器皿密封。每日摇动器皿数下，14 天后可开启，过滤药酒，去除渣滓。每日临睡前饮用 10 ～ 15 毫升。

## 海马蒸虾仁

温肾壮阳，益气补精。适用于阳痿早泄者。

●虾仁

●清汤

**烹制** 将公鸡宰杀后，去毛及内脏，洗净，装入盆内。将海马、虾仁用温水洗净，泡放在鸡肉上，加调味品、清汤，蒸至烂熟即可。

| 材料 | |
|---|---|
| 虾仁 | 15 克 |
| 海马 | 10 克 |
| 公鸡 | 1 只 |
| 调味品及清汤 | 适量 |

# 紫河车
## 秦始皇的长生不老药

紫河车是健康人的干燥胎盘，是一种常用中药，最早载于《本草拾遗》。书中认为其"主血气羸瘦，妇人劳损，面瘦皮黑，腹内诸病渐瘦悴者"。

紫河车性温，味甘、咸，能温肾补精，益气养血，常用于肾阳不足、精血亏虚所致的须发早白、面黄无力、腰痛骨痿、月经不调、阳痿遗精、不孕不育、产后乳少，肺肾两虚所致的久咳喘促等。

现代医学研究表明，紫河车含有多种人体激素、多种氨基酸、胎盘球蛋白、纤维蛋白稳定因子、尿激酶抑制物、纤维蛋白酶原活化物等。其中，丙种胎盘球蛋白具有增强机体免疫力的功能，干扰素具有抗病毒和抗癌的作用。

紫河车具有较好的保健益寿抗衰的功效，经常服用对人体是大有益处的。但中医认为，胎盘性温，脾虚湿困、纳呆者慎服。

紫河车要经过正规加工才可食用。因为即使是健康孕妇，胎盘在娩出过程中也会受到细菌污染。如果是患有血行传染病的孕妇的胎盘就更不能食用了，食用后可能会被传染。

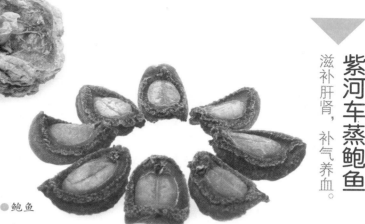

● 胎盘

● 鲍鱼

## 紫河车蒸鲍鱼

滋补肝肾，补气养血。

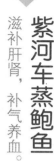

| 材料 | |
|---|---|
| 鲍鱼 | 50 克 |
| 胎盘粉 | 30 克 |
| 冰糖 | 30 克 |

烹制 鲍鱼切薄片，冰糖敲碎，连同胎盘粉一起放入蒸碗内，加清水 100 毫升，入蒸笼内，用大火蒸 40 分钟即成。

---

| 材料 | |
|---|---|
| 人参 | 10 克 |
| 胎盘 | 半个 |
| 生甘草 | 5 克 |
| 瘦猪肉 | 100 克 |

● 人参

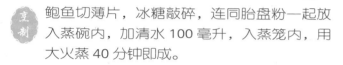

● 生甘草　　● 瘦猪肉

## 人参炖胎盘

补肾益精，大补气血。
适用于月经病属气血两亏、肾阴阳虚衰症见月经稀少，闭经、阴道干涩，头晕眼花，腰酸膝软，毛发脱落，性欲淡漠等症，畏寒肢冷，四肢麻痹。

烹制 将人参切薄片，洗净；生甘草洗净；胎盘冲洗干净，切成小块。把全部用料一起放入炖盅内，加开水适量，炖盅加盖，文火隔开水炖 3 小时，调味即可。

# 黄精
## 滋阴补肾，轻身延年

黄精是百合科多年生草本黄精、滇黄精或多花黄精的干燥根茎，别名太阳草、仙人余粮、黄芝等，最早收录于《名医别录》，被列为医家上品。

黄精性平，味甘，具有滋肾润肺，补中益气，除风湿，安五脏，久服轻身延年的功效，主治肺脾肾阴虚所致的干咳少痰、劳嗽久咳、倦怠乏力、口干食少、饮食无味、头晕目眩、腰膝酸软、须发早白、消渴等症。

黄精性平和味甘润，对于脾肾虚者，尤其是小儿，长食无害，是很好的调理药材。在灾荒年月，穷人常以黄精作为食粮，所以黄精又叫"米脯"。如今，我们一般用黄精制作药膳，或炖，或蒸，或煮。黄精与党参、白术配伍，可治脾胃虚弱、神疲乏力；与麦冬、沙参、天冬配伍，可治肺燥咳；与山药、黄芪、玄参、枸杞子配伍，可治消渴症。本品滋腻，易助湿滞气，中寒泄泻、痰湿痞满气滞者忌服。

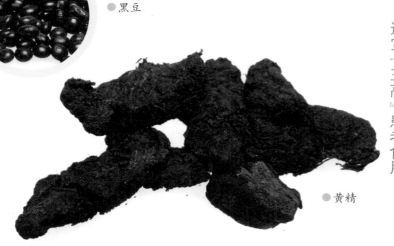

●黑豆

●黄精

## 黄精煮黑豆

强肾益精，能降血压、降胆固醇，适宜『三高』患者食用。

| 材料 | 黄精 | 30克 |
|---|---|---|
| | 黑豆 | 30克 |

烹制 洗净黄精、黑豆，将其一同入锅中煮熟，即可食用。

●枸杞子

## 黄精枸杞炖白鸽

补肝肾，益精血。适用于肝肾不足症见性冷淡者。

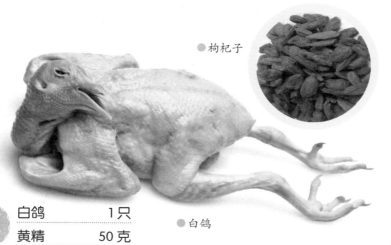

●白鸽

| 材料 | 白鸽 | 1只 |
|---|---|---|
| | 黄精 | 50克 |
| | 枸杞子 | 50克 |
| | 细盐 | 料酒 |
| | 味精 | 各适量 |

烹制 白鸽宰杀干净，与枸杞子、黄精同置砂锅中，用大火煮沸，撇去浮沫，改小火煨1小时，加料酒、味精、精盐，稍煮片刻即可。

# 女贞子
# 补肝益肾天人合一

女贞子是木樨科常绿乔木女贞的干燥成熟果实。李时珍在《本草纲目》有这样的描述："此木凌冬青翠，有贞守之操，故以女贞状之。"

女贞子性凉，味甘、苦，能补肝肾阴，乌须明目，延年不老，被《神农本草经》列为上品，主治肝肾阴虚所致的头晕目眩、视物昏花、目暗不明、须发早白、腰膝酸软、潮热虚烦等。

女贞子是肝脏护卫者，现代药理研究表明，其所含的齐墩果酸有升高白细胞，对抗四氯化碳引起的急慢性肝损伤，防止肝硬化，促进肝细胞再生的功能。除此之外，女贞子具有抗血栓的作用，可减少血小板和脂质等在血管内膜的聚集和沉积，使血管通畅，防止血栓形成。

有专家指出："女贞子是疏通血管的清道夫，是补充精血的滋补剂，是养生保健的长寿果。"但虚寒泄泻及阳虚者忌服。

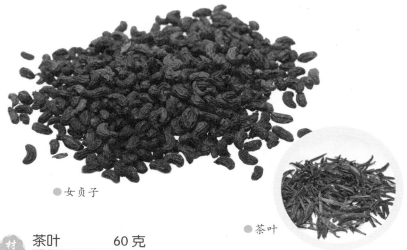

●女贞子

●茶叶

## 女贞子枣茶

益寿健体，明目。适用于眼目昏糊，阴虚便秘者。

| 材料 | 茶叶 | 60 克 |
|------|------|-------|
|      | 女贞子 | 10 克 |
|      | 干枣 | 10 克 |

烹制 将以上药材烘干，粉碎制成颗粒。饮用时取适量颗粒放入杯中，用开水冲泡即可。

●黑芝麻

●猪瘦肉

## 女贞子黑芝麻瘦肉汤

补肾黑发，益精养颜。适用于肝肾不足症见须发早白、神疲肤糙者，也适合高脂血症、高血压病患者食用。

| 材料 | 猪瘦肉 | 60 克 |
|------|--------|-------|
|      | 女贞子 | 40 克 |
|      | 黑芝麻 | 30 克 |

烹制 猪瘦肉洗净，切小块；女贞子、黑芝麻洗净。将全部用料放入锅中，加入适量清水，大火煮开后转小火，煲 1 小时后调味即可。

# 枸杞子
# 四季皆宜不老丹

枸杞子是茄科落叶灌木宁夏枸杞的干燥成熟果实，是一味功效卓著的传统中药材，在中国已有几千年的药用历史。历代医家都非常重视枸杞子滋补肝肾的作用，认为其有延缓衰老、延年益寿之功，所以，枸杞子又名"却老子"，是古今养生的最佳选择。

枸杞子用途很多，但也不是人人有福享用的，脾虚便溏者忌食。

枸杞子性平，味甘，能补肝肾，明目，润肺。主治肝肾阴虚所致的头晕目眩、腰酸遗精、内障目昏、消渴，肺肾阴虚所致的劳嗽久咳等。

历代医家常用枸杞子治疗肝血不足、肾阴亏虚引起的视物昏花和夜盲症，民间也习惯用枸杞子来治疗慢性眼病。除此之外，枸杞子还有提高机体免疫力的作用，可以补气强精、滋补肝肾、抗衰老、止消渴、暖身体、抗肿瘤，降低血压、血脂和血糖，防止动脉粥样硬化，保护肝脏，抑制脂肪肝，促进肝细胞再生。

用枸杞子配上菊花泡茶，能滋阴明目，清除肝火，还能抗衰老。秋季干燥时节，枸杞子可以和雪梨、川贝、玉竹搭配，制作滋润美食。冬季，枸杞子可与补阳的食材，如羊肉、肉苁蓉等配伍，制作驱寒升阳的药膳。

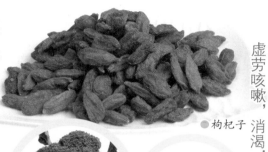

●枸杞子

●西兰花　　　●西芹

| 材料 | | |
|---|---|---|
| 枸杞子 | 20 克 |
| 西芹 | 250 克 |
| 西兰花 | 100 克 |
| 素油 | 35 毫升 |
| 绍酒 | 18 毫升 |
| 葱 | 10 克 |
| 姜 | 5 克 |
| 盐 | 4 克 |
| 味精 | 3 克 |

## 枸杞西芹炒兰花

补肾益精，养肝明目。治肝肾阴亏症见腰膝酸软，虚劳咳嗽，消渴，遗精。

**烹制** 枸杞子去杂质，洗净；西芹去叶、老梗，洗净，切成段；西兰花洗净，撕成小朵；姜切片，葱切段。炒锅置武火上烧热，加入素油，烧六成热时加入姜、葱爆香，随即下入西芹、西兰花、绍酒炒变色，加入枸杞子、盐、味精，炒熟即可。

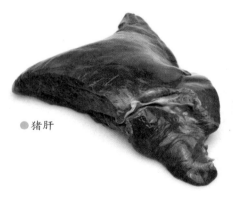

●猪肝

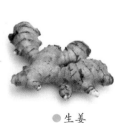

●生姜

## 枸杞猪肝汤

滋补肝肾，补虚益精，清热祛风，益血明目，适用于男女肝肾亏虚所引起的黑眼圈。

| 材料 | | |
|---|---|---|
| 枸杞子 | 50 克 |
| 猪肝 | 400 克 |
| 生姜 | 2 片 |
| 盐 | 少许 |

**烹制** 枸杞子洗净；猪肝洗净，切片。先将枸杞子、生姜加适量清水，猛火煲 10 分钟左右。再改用中火煲 35 分钟左右，放入猪肝，待猪肝熟透，加盐调味即可。

# 龟胶
## 至阴之物，补阴之最

龟胶最早出现在《中国药用动物志》，古代医书中关于龟和龟甲胶的记载很多，一般认为龟得天下阴气最厚，是灵寿之物，善通任脉。其甲补心、补肾、补血，为补阴之最。现代研究也发现，龟体中含有较多的特殊长寿因子和免疫活动物质，常食可增强人体免疫力，延缓细胞衰老，使人长寿。

龟胶是驰名中外的滋补药品，是龟科动物乌龟的甲壳熬煮成的固体胶块。

龟胶性平，味甘、咸，有滋阴、补血、止血功效，常用于治疗阴虚血热所致的骨蒸盗汗、烦热惊悸、吐血、衄血，肾阴虚所致的腰痛、下肢痿弱、崩漏不止等。

龟胶为长方形或方形的扁块，褐色略带微绿，上面有老黄色略带猪鬃纹的"油头"，对光照视，透明，洁净如琥珀。龟胶气味微腥，味淡，质地坚硬，断面光亮，以松脆、透明者为佳。

龟胶服用时，每次可取 3 ~ 9 克，用开水或黄酒化服。脾胃虚寒者及孕妇忌服。

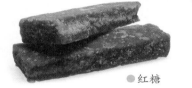

● 鹿胶

## 龟胶鹿胶红糖水

滋阴养血，据说还有丰胸效果。

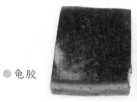

● 红糖

● 龟胶

| 材料 | | |
|---|---|---|
| 鹿胶 | 10 克 |
| 龟胶 | 5 克 |
| 红糖 | 10 克 |
| 水 | 适量 |

**烹制** 将鹿胶、龟胶及 1 杯水一起熬大约 20 分钟；再放入红糖，搅拌均匀即可。

## 龟胶雪蛤羹

滋阴补血，瘦身美白养颜。适合阴虚血亏、产后虚弱、肺痨咳嗽、肌肤不润者。

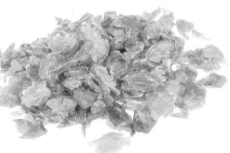

● 雪蛤

● 冰糖

| 材料 | | |
|---|---|---|
| 龟胶 | 5 克 |
| 雪蛤 | 10 克 |
| 冰糖 | 20 克 |

**烹制** 龟胶打碎成屑；雪蛤用温水浸泡发透，除去黑子、筋膜；冰糖打碎成屑。龟胶、冰糖、雪蛤同放蒸锅内，加清水250毫升，置蒸笼内，用武火蒸 25 分钟即成。

# 鳖甲
## 滋阴潜阳退虚热

鳖甲性寒，味咸，能滋阴潜阳，软坚散结，适用于肾阴虚所致的虚风内动、手足蠕动、骨蒸盗汗、夜热朝凉、小儿惊痫等，也适用于症痕、经闭等。

鳖甲为咸寒之品，脾胃虚寒者忌服，鳖有一定的堕胎作用，孕妇忌服。

鳖甲是鳖科动物鳖的背甲。

现代研究证实，鳖甲含动物胶、角蛋白、碘质、维生素 D 等，可治疗肝病。用鳖甲配龟甲及其他活血软坚、疏肝利湿的中药，可用来治疗无明显腹水的慢性肝炎或肝硬化病人。长期服用鳖甲煎剂，可以促进肝血液循环，改善肝功能。用鳖甲熬制而成的鳖甲胶，可治肾亏头晕、多梦遗精，为补肾滋阴之良药。

与龟甲相比，两者均归肝、肾经，都具有滋阴潜阳清虚热的功效，主治热病伤阴、虚风内动及阴虚内热等证。但龟甲的滋阴作用比鳖甲强，善治阴虚阳亢之证；鳖甲以退虚热之功见长，善治热病伤阴、夜热早凉之证，又能软坚散结，治疗症瘕积聚之证。两者常配伍使用以增强疗效。

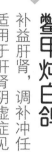

● 鳖甲

## 鳖甲炖白鸽

补益肝肾，调补冲任。

适用于肝肾阴虚症见经闭、潮热、盗汗者。

| 材料 | | |
|---|---|---|
| 白鸽 | 1只 | |
| 鳖甲 | 50克 | |
| 姜 | | 葱 |
| 盐 | | 黄酒 |
| 清水 | | 各适量 |

● 白鸽

**烹制** 白鸽除去毛及内脏；鳖甲洗净，捶成碎块，放入白鸽腹内。将白鸽放入炖盅，加姜、葱、盐、黄酒、清水，放入锅内隔水炖至鸽熟烂即可。

## 海带鳖甲猪肉汤

防癌抗癌。适用于乳腺小叶增生、乳腺癌患者。

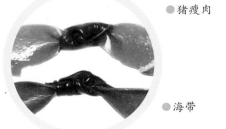

● 猪瘦肉

● 海带

| 材料 | | |
|---|---|---|
| 海带 | 65克 | |
| 鳖甲 | 65克 | |
| 猪瘦肉 | 65克 | |
| 凤尾菇 | 30克 | |
| 盐 | | 麻油 |
| | | 各适量 |

**烹制** 海带洗去杂质，用清水泡胀，切成小块；鳖甲捶碎。将海带、鳖甲、猪瘦肉、凤尾菇放入锅中共煮，汤成时加入盐、麻油调味即可。

# 熟地黄
# 填精滋阴抗衰老

熟地黄是玄参科多年生草本地黄的块根经酒炖或酒蒸法炮制加工而成，又名熟地。其以个大，体重，质柔软油润，断面乌黑，味甜者为佳。

熟地性微温，味甘。用于养血补肾，益精填髓，对精血亏虚所致的面色萎黄、眩晕心悸、月经不调、须发早白，肝肾阴虚所致的潮热骨蒸、手足心热、腰膝酸软、遗精、消渴等有很好的疗效。

精是人体生命活动的物质基础，衰老是精亏所致。熟地黄填精滋阴，故可祛病延年，是中医抗衰老延寿的重要药材，可用于多种老年病如冠心病、动脉硬化症、糖尿病、脑血管病、肝硬化、肾功能不全等的预防和治疗。

熟地黄滋润厚重，固摄一气，大补阴精，是临床补肾阴要药。在制作药膳时，若是补肝肾，常与山茱萸等同用；若是补血，常与当归、白芍等同用。熟地黄使用剂量较大，每次用量为10～30克。但本品滋腻，脾虚便溏、气滞痰多者慎服。

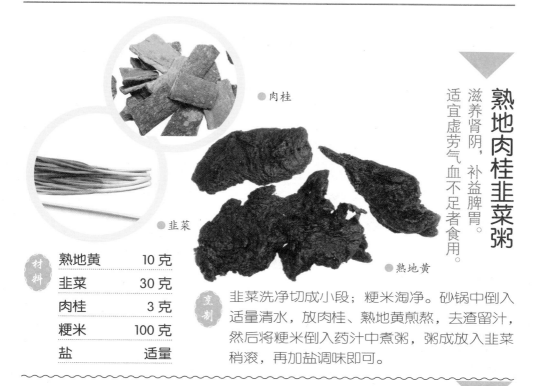

● 肉桂

● 韭菜

● 熟地黄

## 熟地肉桂韭菜粥

滋养肾阴，补益脾胃。

适宜虚劳气血不足者食用。

| 材料 | | |
|---|---|---|
| 熟地黄 | 10 克 |
| 韭菜 | 30 克 |
| 肉桂 | 3 克 |
| 粳米 | 100 克 |
| 盐 | 适量 |

**壹制** 韭菜洗净切成小段；粳米淘净。砂锅中倒入适量清水，放肉桂、熟地黄煎熬，去渣留汁，然后将粳米倒入药汁中煮粥，粥成放入韭菜稍滚，再加盐调味即可。

## 熟地珧柱牛骨汤

滋阴益肾，养血强筋。

适用于久病精血亏虚者。

| 材料 | | |
|---|---|---|
| 牛骨 | 500 克 |
| 熟地黄 | 60 克 |
| 江珧柱 | 30 克 |

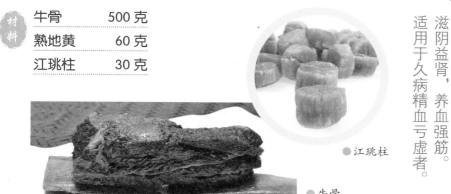

● 江珧柱

● 牛骨

**壹制** 熟地黄洗净切片；江珧柱洗净，浸软撕开；牛骨洗净，斩件。把全部用料一齐放入锅内，加清水适量，武火煮沸后，改文火煮 3 ~ 4 小时，调味即可。

111

# 何首乌
## 补血益精，固肾乌须

何首乌历来被中医视为延年益寿的珍贵中药，成方如七宝美髯丹、长生不老丹、延年益寿丹均以何首乌为主要药物。

何首乌是蓼科多年生缠绕草本何首乌的干燥块根。何首乌有生首乌和制首乌之分。生首乌性平，味苦、甘，有截疟解毒、润肠通便的功效。制首乌性微温，味甘、涩，有补血益精、固肾乌须的功效。主治精亏血虚所致的眩晕耳鸣、腰膝酸软、须发早白、肠燥便秘、血燥生风、皮肤瘙痒等，也常用于久疟、痈疽、瘰疬等。

现代医学认为，何首乌之所以有延年益寿的作用，是因为它含有卵磷脂的缘故，卵磷脂可强壮神经，减低血脂，并能缓解动脉粥样硬化的形成。

制作何首乌药膳时，忌用铁器，因为何首乌中含有鞣质类物质，遇铁极易产生变化。何首乌还不宜与动物血制品、无鳞鱼、葱、蒜、萝卜同时服用。大便溏泄者忌食。

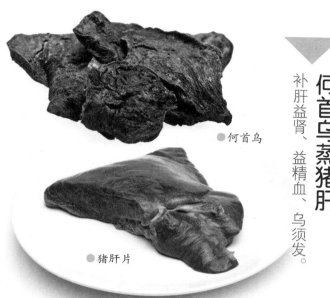

● 何首乌

● 猪肝片

| 材料 | |
|---|---|
| 猪肝 | 250 克 |
| 何首乌 | 20 克 |
| 枸杞子 | 10 克 |
| 姜片 | 2 片 |
| 葱段 | 2 根 |
| 盐 | 1 茶匙 |
| 白糖 | 少许 |
| 麻油 | 少许 |
| 生抽 | 1 茶匙 |
| 米酒 | 1 茶匙 |

## 何首乌蒸猪肝

补肝益肾、益精血、乌须发。

**烹制** 何首乌用温开水浸泡 5 小时，切片；猪肝切片，略腌；枸杞子洗净。将所有材料、调料拌匀略腌，入炉蒸约 6 分钟即可。注意趁热食用。

| 材料 | |
|---|---|
| 土鸡 | 半只 |
| 何首乌 | 6 片 |
| 水 | 15 杯 |
| 米酒 | 1 杯 |
| 盐 | 少许 |
| 冰糖 | 1 小匙 |

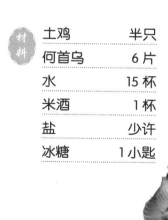

● 冰糖

● 土鸡

## 何首乌炖鸡

补肝肾，益精血，抗早衰。适用于血虚症见头晕眼花，须发早白，遗精，脱发，便秘等。

**烹制** 何首乌放入锅中，用水煮约 30 分钟；土鸡切成小块，用沸水焯一下。然后将土鸡与调味料一起放入煮好的何首乌汁液中，炖煮约 1 小时即可。

113

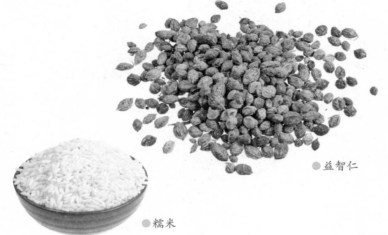

● 益智仁

● 糯米

## 益智仁粥

补肾助阳，固精缩尿。适宜于女性更年期综合征及老年人腹冷痛、尿频、遗尿等。

| 材料 | | |
|---|---|---|
| 益智仁 | | 5 克 |
| 糯米 | | 50 克 |
| 盐 | | 适量 |

**烹制** 益智仁研成细末，糯米淘洗干净。锅中加入适量清水、糯米煮粥，粥将成时调入益智仁末及盐，煮 5 分钟即可。

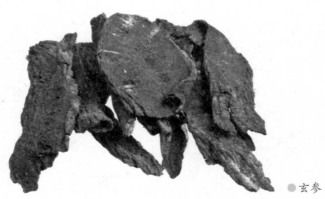

● 玄参

## 玄参益智仁汤

滋阴润燥，补肾助阳。适宜于咽干，心烦，便秘者食用。

| 材料 | | |
|---|---|---|
| 益智仁 | | 12 克 |
| 玄参 | | 15 克 |

**烹制** 玄参研成细末。然后在锅中倒入适量清水，放入玄参末、益智仁一起水煎 30 分钟即可服用。

# 益智仁
# 温肾固精的"状元果"

从前，有一个员外的儿子从小体弱多病，反应迟钝。有一天，一位老道士云游到此，了解了孩子的情况后，让他们到离家八千里的地方去寻一种仙果。员外历尽艰辛，终于寻回了仙果，儿子吃了仙果后，所有病都治好了，还一天比一天聪明，18岁的时候竟高中状元。于是，人们便把他吃的这种仙果取名为"状元果"，因为这种果实能使人变得聪明，所以也叫它为"益智仁"。

益智仁性温，味辛，能温肾助阳，固精缩尿，温脾止泻，开胃摄唾，常用于肾虚不固所致的遗精滑精、尿频遗尿，脾肾虚寒所致的多唾、泄泻，还可用于预防肾虚所致的健忘、痴呆等。

益智仁与补骨脂配伍，可补肾温脾、止泻固精；与丁香配伍，可温中止呕；与诃子配伍，可温补脾肾、涩肠固脱止泻；与小茴香配伍，可温脾开胃、散寒止泻；与乌药、山药配伍，可温脾肾、缩小便。益智仁性温，阴虚火旺及内有实热者忌服。

益智仁是姜科多年生草本益智的干燥成熟果实。

115

# 补肾常用的中成药

## 金匮肾气丸
## 补肾阳的代表方

　　金匮肾气丸出自东汉医圣张仲景的《金匮要略》，但如今药房所售的金匮肾气丸大部分已与古方金匮肾气丸不同，一般由地黄、山药、山茱萸（酒炙）、茯苓、牡丹皮、泽泻、桂枝、附子（炙）、牛膝（去头）、车前子（盐炙）十味药组成。

　　金匮肾气丸以附子、桂枝为主药，各取少量，拟"少火生气"之意，意在微微补火以鼓舞亏虚的肾中阳气，补命门之火，引火归源；再辅以地黄等六味药物滋补肾阴，促生阴液。如此配伍组方是本着阴阳互根的原理，阳得阴助，而生化无穷，使补阳效果更稳固、更持久。若在原方基础上配伍牛膝、车前子清热利尿、渗湿通淋、引血下行，则对治疗水肿胀满、小便不利、腰膝酸软等肾阳虚水肿有更好的疗效。

　　金匮肾气丸为补肾阳的代表方，具有温补下元、壮肾益阳、化气利水、消肿止渴、引火归源的功效，用于治疗肾阳虚症见腰膝酸冷、咳嗽、阳痿、早泄等，对慢性肾炎、肾性水肿、肾上腺皮质机能减退症、甲状腺功能低下、慢性支气管哮喘、更年期综合征等表现为腰痛腿软、身体怕冷、小腹拘急、小便清长等症也有一定疗效。除此之外，临床研究表明，金匮肾气丸还有抗衰老、增强免疫力、改善脂肪和糖代谢等作用，并可用于治疗慢性腰腿痛、前列腺增生、老年性阴道炎、老年性尿失禁、男性乳房发育症、不孕症、复发性口腔溃疡。日本医学研究人员发现，长期服用此药，不仅可提高老年人的自身免疫能力，还可改善因衰老引起的视力减退症状。

肾中阳气，又称"少火"，补足少火，宜用微补、缓补，一味猛补易产生"壮火食气"的现象，反而耗气。金匮肾气丸是阴阳双补的药物，一般丸剂药量比较小，疗程也没有严格的限制，且由于中药的起效相对来说比较慢，需要长时间不间断的坚持用药才能有效果，所以金匮肾气丸的疗程相对比较长，一般30天为1个疗程。不过其疗程长短还与所治疾病有关，若是治疗慢性腰腿痛，2周为1个疗程，起效需2～4个疗程；治疗前列腺增生，10天为1个疗程，一般需用药1～3个疗程，方能使病情得到缓解或治愈；治疗老年性尿失禁，7天为1个疗程，一般用药1个疗程即可使病情得到明显好转，3～5个疗程可治愈。

金匮肾气丸作为温补肾阳之方，服用时间应在饭前饭后相隔1小时左右。但今方金匮肾气丸并不适用于所有肾阳虚的病人。阳虚生外冷，阴虚生内热，因此小便短赤，大便干燥者需要斟酌服用。金匮肾气丸长期服用是针对身体虚弱的人，若是没有相关症状的人群最好不要长期服用。

# 六味地黄丸
# 补肾阴的代表方

并非所有肾阴虚之人都宜长久服用六味地黄丸，如肾阴亏虚，但又兼脾胃功能不好，常有腹泻便溏的人，对于六味地黄丸此类阴柔滋腻之品不宜长期服用；另外，糖尿病患者应避免选择蜜化丸等制剂，减少糖的摄入等。

六味地黄丸以滋补肾阴为主要功效，是为肾阴亏虚之人所设。肾阴亏虚的常见症状有腰膝酸软、头晕目眩、耳鸣耳聋、盗汗遗精、骨蒸潮热，或手足心热，或消渴，口燥咽干，或虚火牙痛，或虚烦少眠，舌红少苔，脉细数。

现代研究表明六味地黄丸具有增强免疫、抗衰老、抗疲劳、抗低温、耐缺氧、降血脂、降血压、降血糖、改善肾功能、促进新陈代谢及较强的强壮作用。

但需要注意，中医所讲的肾虚，有肾气虚、肾阴虚、肾阳虚之分。三者均可有腰膝酸软、头晕目眩、耳鸣耳聋等肾虚的表现，而气虚常伴有神疲乏力，少气懒言等气虚之象；阳虚多在气虚基础上伴有形寒肢冷，腰膝酸冷，得温痛减之象；阴虚常伴有潮热盗汗、口燥咽干等上述阴虚之象。使用六味地黄丸首先要辨清是肾气虚，肾阴虚，还是肾阳虚，否则药不对症，无异于火上浇油、雪上加霜。

# 五子衍宗丸
# 古今种子第一方

五子衍宗丸能改善精液质量，对男性不育症有较好的疗效，被誉为"古今种子第一方"，是著名的补肾良方，是治疗阳痿不育、遗精早泄等肾虚精亏病症的代表方剂之一。

五子衍宗丸的组方皆为植物种仁，味厚质润，既能滋补阴血，又蕴含生生之气，性平偏温，善于益气温阳。方中的菟丝子温肾壮阳力强；枸杞子填精补血见长；五味子五味皆备，而酸味最浓，补中寓涩，敛肺补肾；覆盆子甘酸微温，固精益肾；妙在车前子一味，泻而通之，泻有形之邪浊，涩中兼通，补而不滞。诸药合用，可补肾益精，助阳止遗，临床上多用来治疗肾虚阳痿不育、遗精早泄。

根据中医辨证论治原则，该方并非适合所有肾虚的患者，其治证偏于肾阳虚者。需要注意的是，老人和小孩要在医生指导下服药。在服药期间要忌食辛辣。

五子衍宗丸起源于唐代，是宫廷贵族养生保健的秘方，是历代医家推崇的补益中药方剂。五子衍宗丸主要由菟丝子、枸杞子、五味子、覆盆子、车前子五味中药组成，方中的五味中药都带有"子"字，所以名"五子"，"衍宗"是繁衍子嗣的意思，所以名为"五子衍宗丸"。

# 金锁固精丸
# 秘肾固精要药

人之精藏于肾，肾气固则精自敛藏，肾气虚则精关不固而遗泄。因此方能秘肾气，固精关，专为肾虚滑精者而设，所以取名"金锁固精丸"。"金锁"形容其坚固如金制之锁；"固精"指固敛肾气，秘涩阴精之效。服用此方后就能像金锁一样把守住精关，使肾气秘固，遗精滑泄自止。

金锁固精丸由沙苑蒺藜、芡实、莲须、龙骨、牡蛎、莲子六味中药组成。方中沙苑蒺藜甘温，补肾固精，为君药，《本草纲目》谓其"补肾，治腰痛泄精，虚损劳气"，《本经逢原》谓其"为泄精虚劳要药，最能固精"。芡实、莲子甘涩而平，均能益肾固精，补脾气，且莲子能交通心肾，共为臣药。佐以龙骨甘涩平，牡蛎咸平微寒，以固涩止遗，莲须甘平，以收敛固精。诸药合用，既可补肾，又能涩精，为标本兼顾，偏于治标的良方。

金锁固精丸补肾益精，固涩滑脱，交通心肾，主治肾虚封藏失司、精关不固所致精滑不禁、真元亏损、梦遗滑精、盗汗虚烦、腰痛耳鸣、四肢无力。

需要注意的是，金锁固精丸以固涩为主，若遗精滑泄已止，则要停用。本方不适合心肝火旺或下焦湿热所扰致遗精者。

# 杞菊地黄丸
# 滋肾养肝护双眼

杞菊地黄丸组方为枸杞子、白菊花、熟地黄、山药、山茱萸、茯苓、泽泻、牡丹皮。此方由六味地黄丸加枸杞子、菊花而成，方中六味地黄丸是滋养肝肾的名方，配上枸杞子补肾益精、养肝明目，菊花清利头目、宣散肝经之热，加强滋阴、养肝、明目的作用。临床用于肝肾不足、虚火上炎症见腰膝酸软、骨热酸痛、头晕目眩、耳鸣耳聋、自汗盗汗、遗精梦泄、消渴淋沥等症，对肝肾阴虚伴有明显的头晕、视物昏花等头、眼部疾患，尤为有效。

现代人长期面对电脑、经常熬夜，会使肝火上升，容易出现眼涨、眼酸痛、流泪的症状。如果杞菊地黄丸配合滴眼液，则效果又快又好。

现代医学研究表明，杞菊地黄丸还能有效扩张血管，起到降血压的作用。同时，它还能很好地降低血脂，防止动脉硬化，预防各种心、脑、肾疾患的发生。

在五行理论中，肝属木，肾属水，水能生木，肝为肾之子，肾为肝之母，母脏病变会影响到子脏；又肝主藏血，肾主藏精，精、血互生，因此肝与肾之间密切相关。治疗眼部疾病，往往从肝肾入手，杞菊地黄丸正是滋肾养肝的良方。

健康有道丛书

# 肾气足
# 百病除

在日常起居中养成良好的饮食、运动和生活习惯，对养肾有水到渠成之功。太极拳、五禽戏这些流传已久的养生功，对促进血液循环、改善身体状况有着药物不能及的功效；散步、倒走、踮脚走、猫步、踢毽子、叩齿吞津、泡脚……看似简单的小动作只要坚持就有不错的收获。药补不如食补，食补不如神补，健康的心理、乐观积极的生活态度，更能让您的身体"长治久安"。

第四章

# 注意日常起居，从细节养肾

# 日常饮食运动

## 食不贪凉不耗肾阳

食物也分寒、凉、温、热"四性"，中医认为，寒凉食品会耗伤肾阳。肾阳虚衰，命门火衰，可致精少阴冷，尤其是对体虚之人，多食寒凉食物会对身体造成很大的伤害。

在夏季，为了消热避暑，人们会大量饮用冷饮，如冰镇啤酒、冰镇饮料、冰镇西瓜、冰激凌。在炎热之时，我们恨不得喝（吃）个够，那种透心的凉可真是爽到了骨子里。但是，这些寒凉之气进入人体后，会耗伤人体大量的肾阳。

很多人有饮茶的习惯，有的人偏好绿茶，绿茶的性偏寒凉，清热去火，适度饮用可以使咽喉、口腔、头目等清爽舒适。但绿茶终是凉性之品，如果成为习惯，把绿茶当作日常饮品，长期饮用就会削减人体的阳气，导致阳气不足。饮茶应在饭后，既有助于消化，又可以清解火热。如果空腹饮用茶水，茶的寒凉之性会直逼下焦，损伤真阳，出现心悸、头晕等症状。

寒凉的水果吃得太多，日久同样会出现阳虚

寒盛的症状。尤其是女性，易发生阳虚寒盛，寒邪留滞于子宫，形成"宫寒"，出现一系列月经失调的病症，多数会伴有痛经、月经量少、月经后期甚至闭经。所以，水果虽好，却不是吃得越多越健康。

广东地区有喝凉茶的传统。其实凉茶也是药，并不是每个人都适合，更不能盲目跟风乱饮凉茶"降火"。有些人的体质是不能喝凉茶的，而绝大多数人也是不适宜长时间饮用凉茶的，否则，轻者会导致胃肠的消化、吸收功能受损，严重的会导致整个人体的肾阳受损。如果想饮用凉茶来消暑，要由中医师对服用者加以辨证后，判断适合与否。普通的"上火"，也分不同的类型，需要饮用对应的凉茶。

有的人在性生活结束后，会感到燥热、口渴欲饮，此时急于喝冷饮，对身体健康是不利的。性生活过程中，周身的血液循环加快，胃肠道的血管处于扩张状态，在胃肠黏膜充血未恢复常态之前，摄入寒凉之品会使胃肠突然遇冷而受到一定的损害，引起胃肠不适甚至绞痛。若此时感到口渴，不妨先饮用少量温热的水。

许多海鲜类食物具有寒凉的性质，螃蟹、蛤蜊等不宜多食，最好是蘸着姜汁等温热之品食用，以姜汁的温热制约海鲜的寒凉。

# 太极拳
# 是武术，也是强身功

太极拳的作用就是调和人体阴阳气血，协调脏腑，疏通经络，宁神定志，同时激发人体潜能，使身、息、心并调，精、气、神并练，动静结合，身心双调。

太极拳运动非常讲究天人合一，形神合一，动静结合，所以在练习时，一定要摒除杂念，"心静"而后"身静"。

清晨或者傍晚，在空气清新的公园里，常看到一些老年人聚在一起打太极，收放之间的那种气定神闲总让我们这些忙碌奔走的人羡慕不已。

太极拳是中国的传统武术，也是中华民族的养生瑰宝，有着很广泛的群众基础。长久以来，被人们当作一种最有效的养生运动，备受推崇。作为一种健身运动，太极拳以其轻柔舒缓的独特运动方式，使身体得到全方位的锻炼，长期习练，能强身健体，祛病延年。

中医认为，人体是一个有机的整体，由经络贯通上下，沟通内外，内属于脏腑，外络于肢节。太极拳练习目的就是疏通经络，调和人体气机和脏腑阴阳气血，使经络畅通，气血充盈，灌注全身，濡养各脏腑，维持和保护机体机能，增强人体的抗病能力和自我修复能力。在太极拳运动中，腰部的旋转，四肢的屈伸所构成的缠绕运动会对全身300多个穴位产生不同程度的牵拉、挤压，这实际上就是一种自我按摩，能加强、维持并联系各组织器官的生理功能，使其处于协调有序的状态。

肾位于腰部，通过练习太极拳能经常活动腰部，使腰部气血得以循环畅通，肾气得到不断充养。肾虚病人大多腰部无力，若能坚持练习一段时间太极拳，则可起到补肾、改善症状的作用。此外，太极拳主张以气引力，平定内心的杂念，摒除私欲，这也能起到保护肾精的作用。

太极拳具有端正、疏松、圆润、轻灵的特点，练习太极拳时，动作要规范，做到意动身随，以静御动、动中求静、精神内守，从而达到意动而不觉形动的虚灵境界，由内发于外，由外敛于内，内外交修，心身合一。太极拳采用腹式呼吸的方法，呼吸要求深、匀、细、缓、长。初学者要做到自然，自然才能水到渠成。

要通过习练太极拳达到养生目的，是一个长期的过程，需要坚持，不可间断。虽然练习太极拳不受时间、地点、年龄等限制，但也有很多讲究，初学者入门也需要一个学习过程。

人体要健康，需要阴阳平衡，身体各组织器官协调运作。经常进行太极拳锻炼，可预防肾虚，提高泌尿系统的功能，同时增进健康、抗衰老，非常适合体质有些虚弱的中老年人。

太极拳讲究"命意源头在腰际"，是"以腰为轴"的全身积压部位肌肉、关节、内脏器官的全面运动，练习过程中的各种动作必然会引起肠胃、肝肾、腰腹及肛臀等部位的起伏、揉搓和挤压。

# 五禽戏
# 老少皆宜的健体功

五禽戏是东汉名医华佗参照当时古人锻炼身体的"导引术"，不断琢磨改进，模仿虎、鹿、熊、猿、鸟5种动物的动作创制的一套防病、治病、延年益寿的医疗气功。

五禽戏是中国民间流传范围最广、时间久远的健身功法之一，健身效果受到历代养生家赞赏。它是一种外动内静、动中求静、动静兼备、有刚有柔、刚柔并济、练内练外、内外兼练的仿生功法。五禽戏的一系列动作，有清利头目、增强心肺功能、强壮腰肾、滑利关节、提高身体素质的功效。不论男女老幼都可以练习。练习时可以单练一禽之戏，也可选练一两个动作，应适当增加锻炼的次数。

传统的华佗五禽戏共有 54 个动作，由中国体委新编的简化五禽戏，每戏只有 2 个动作，每个动作都是左右对称地各做 1 次，并配合气息调理，适宜业余时间较少的上班族和中医传统体育基本功较弱的人习练。

## 虎戏

脚后跟靠拢成立正姿势，两臂自然下垂，两眼平视前方。

左式：（1）两腿屈膝下蹲，重心移至右腿，左脚虚步，脚掌点地、靠于右脚内踝处，同时两掌握拳提至腰两侧，拳心向上，眼看左前方。（2）左脚向左前方斜进一步，右脚随之跟进半步，重心坐于右腿，左脚掌虚步点地，同时两拳沿胸部上抬，拳心向后，抬至口前两拳相对翻转变掌向前按出，高与胸齐，掌心向前，两掌虎口相对，眼看左手。

右式：（1）左脚向前迈出半步，右脚随之跟至左脚内踝处，重心坐于左腿，右脚掌虚步点地，两腿屈膝，同时两掌变拳撤至腰两侧，拳心向上，眼看右前方。（2）与左式（2）同，唯左右相反。如此反复左右虎扑，次数不限。

左式：（1）右腿屈膝，身体后坐，左腿前伸，左膝微屈，左脚虚踏；左手前伸，左臂微屈，左手掌心向右，右手置于左肘内侧，右手掌心向左。（2）两臂在身前同时逆时针方向旋转，左手绕环较右手大些，同时要注意腰胯、尾骶部的逆时针方向旋转，久而久之，过渡到以腰胯、尾骶部的旋转带动两臂的旋转。

右式：动作与左式相同，唯方向左右相反，绕环旋转方向亦有顺逆不同。

先右腿屈膝，身体微向右转，同时右肩向前下晃动、右臂亦随之下沉，左肩则向外舒展，左臂微屈上提。然后左腿屈膝，其余动作与上左右相反。如此反复晃动，次数不限。

## 鹿戏

身体自然直立，两臂自然下垂，两眼平视前方。

## 熊戏

身体自然站立，两脚平行分开与肩同宽，双臂自然下垂，两眼平视前方。

## 猿戏

脚跟靠拢成立正姿势，两臂自然下垂，两眼平视前方。

左式：（1）两腿屈膝，左脚向前轻灵迈出，同时左手沿胸前至口平处向前如取物样探出，将达终点时，手掌撮拢成钩手，手腕自然下垂。（2）右脚向前轻灵迈出，左脚随至右脚内踝处，脚掌虚步点地，同时右手沿胸前至口平处时向前如取物样探出，将达终点时，手掌撮拢成钩手，左手同时收至左肋下。（3）左脚向后退步，右脚随之退至左脚内踝处，脚掌虚步点地，同时左手沿胸前至口平处向前如取物样探出，最终成为钩手，右手同时收回至右肋下。

右式：动作与左式相同，唯左右相反。

## 乌戏

两脚平行站立，两臂自然下垂，两眼平视前方。

左式：（1）左脚向前迈进一步，右脚随之跟进半步，脚尖虚点地，同时两臂慢慢从身前抬起，掌心向上，与肩平时两臂向左右侧方举起，随之深吸气。（2）右脚前进与左脚相并，两臂自侧方下落，掌心向下，同时下蹲，两臂在膝下相交，掌心向上，随之深呼气。

右式：动作同左式，唯左右相反。

# 瑜伽
# 古老神秘的健身功

瑜伽起源于印度，是一种古老且易于掌握的运动方法。发展到今天，瑜伽已成为全世界广泛传播的身心锻炼修习法。

有规律的瑜伽练习有助于消除心理紧张，提高身体机能。瑜伽练习中有好多体位法不仅可以促进新陈代谢，加速有害物质的排出，还能有效地按摩与保养我们的肾脏，瑜伽姿势中把身体向前或是向后用力拉伸的体位法，都能刺激肝、肾，起到护肾作用，故长期练习瑜伽姿势、调息法及放松法还可以起到预防疾病的作用。

根据瑜伽的体式可分为拜日式、侧弯式、蛇式、弓式、猫式等，各体式的具体步骤如下：

站姿，左腿向后伸出，放于垫上，屈右腿，右膝不超过脚尖。合掌，两臂向上伸直，头向后仰起，腰背向后伸展，双眼凝视上方，从头部至脚尖构成一平滑、优美的弧线。保持该动作30秒，

瑜伽运动能提高人们生理、心理、情感和精神方面的能力，是一种身体、心灵与精神和谐统一的运动形式。

## 拜日式

换另外一侧重复练习。这个体式通过对下肢的充分拉伸和挤压，可疏通腿部内侧的肾经和其他经脉，起到强腰护肾的作用。

## 侧弯式

两膝并拢，或是两脚张开与肩同宽，甚至两脚交叉夹紧等不同方式站立，再把两手用力延展向天空后，将上半身平直地倒下，感觉从脚跟到手指尖像条钢丝似的延展开来。依各人柔软度不同，有人可侧身倒下约 30°，有人则可达到 45°，主要是感觉两侧拉长微微发热，这个体式会拉长和刺激肝与肾附近的肌肉，也拉长和挤压这些内脏，是最简单有效的护肾动作。

## 蛇式

面朝下趴在地板上，用两手的力量把上半身撑起来，此时两手的手肘不要紧张，两肩则放松地拉长着，把脊椎拉长后略向后仰。这个体式一方面可以压迫腹腔的内脏，另一方面可以通过尝试的后仰压迫肾脏，刺激血液循环。

## 弓式

俯卧在地面上，头抬向前方，将两手伸到后方抓住向上弯曲的两脚脚踝，再用腹部的力量把两手和两脚向天空拉长。这个动作的重点在于全身只有腹部留在地上，像只张满的弓，因此叫弓式。腹部用力向上抬高，能刺激后腰，刺激肾脏的活化功能。

## 猫式

手脚呈板凳状跪立于地面。手臂和大腿与地

面垂直，背部、面部、颈部与地面平行。呼气时慢慢拉下尾骨和头部，使背部反拱，小腹内收，眼睛看向收紧的小腹。吸气时慢慢抬头，尾骨向上拉起，小腹向地面的方向压，眼睛正视前侧。这个体式能充分伸展背部和肩膀，改善血液循环，消除酸痛和疲劳。

要提醒大家的是，肾脏附近没有肋骨保护，是比较"脆弱"的，因此注意避免受到突然猛烈地撞击，否则很容易发生"内伤"。一个动作也不要做过久，只要每天勤做就可以了。

# 卵石路　健身路

现在在很多公园、小区的健身区，我们都会发现有一段用鹅卵石铺就的小路，有些人会光着脚在上面走来走去，这是现在比较流行的一种健身方法。

足三阴起始于足，足三阳终止于足，手三阴和手三阳通过表里关系与足的同名经络连接，奇经八脉中的阳维脉，阴、阳跷脉也都起源于足部。经常在卵石路上踩踏行走，可以刺激足底反射区和穴位，通过反射系统和经络系统对身体起到维

"树大全凭根足，人壮全凭脚健"，人的足底分布着很多反射区和穴位，与全身脏腑紧密相连。

133

护和调理作用。这种刺激近可直接刺激相当于脏腑的穴位，以平肝降火、潜阳补肾；远可循经导气至肝、肾，以调和气血，平整阴阳，祛眩晕，治头痛；还可促进血液的流通，有利于保持血压平稳。

刚开始走卵石路需要有一个适应过程，脚刚踏上去的时候，会感到疼痛，所以一开始不要走太长时间，慢慢走，循序渐进即可。

由于踩踏"健康路"对足底是一种较强的刺激，在适应之后，也只适合短时间练习，每次最好不要超过 15 分钟，每天最多 2 ~ 3 次。

卵石路以铺有密而细小的鹅卵石为佳，这种路面可使足底负重均匀，减少足底疼痛。如果卵石路稀疏不平，不仅对足底的按摩效果差，而且容易使练习者受伤。另外，卵石路一般都比较凉、比较硬，老人若要踩踏卵石路，最好穿上比较厚的袜子。

值得注意的是，不是每个人都适合在卵石路上锻炼的。如果患有帕金森病、小脑平衡功能受损、较严重的髋关节和膝关节病、老年人髌骨软化症、糖尿病、足癣及各种出血性疾患的患者都不适宜进行此项运动。经期、妊娠期妇女也不适宜。除此之外，运动的时间也值得注意一下，刚吃完饭后不要立即去走卵石路，早上 9 点前卵石太凉，夏日午后卵石太烫，都不是合适的时机。

# 倒走
# 强腰治腰痛

倒走能治疗腰痛。腰部疾病的患者大多是腰肌、臀肌，特别是外旋肌，发生劳损所致。倒走时，每当足跟提起向后迈步时，骨盆倾斜方向和向前走时正好相反，这样可使受伤的肌肉得到充分休息，起到康复和保健作用。

倒走健身时，不可在公路上进行，以免发生意外。在公园或树林进行锻炼，一定要注意周围的树、石头，以免跌倒或撞伤。需要注意的是，倒走为健身疗法，收效缓慢，故患者不能心急，只有长期坚持，才会收良效。此法可与其他疗法如推拿、药疗等同时进行，以增强疗效。

倒走是以向后退步连续进行为主要动作的走路形式，是一种反向运动，消耗能量比散步和慢跑大，对腰臀、腿部肌肉锻炼效果明显。

# 慢跑
# 让腰腿更有力量

适度的慢跑之后，我们会觉得身心都特别的舒畅，尤其是在一个环境优美、空气清新的地方慢跑的运动强度大于步行，属于中等强度运动。慢跑过程中一般不会出现明显的气喘，是一项适合大众的运动。

心理学家认为，心情沮丧的原因是脑神经元中缺乏某种激素。人在跑步时，会促进激素的分泌，所以想要消除压力和沮丧的心情，跑步是一项很好的选择。

慢跑，这个效果会更理想。慢跑是一项有益身心健康的运动，不仅可以改善体质，对许多疾病都有明显的预防和改善作用，是肥胖症、孤独症、忧郁症和虚弱症等的治疗手段之一。

忙碌的工作、紧张的生活节奏给上班族带来巨大的压力，很多人常常会感到心情沮丧。慢跑动作简单，慢跑时将全身肌肉放松，两眼平视前方，肘关节前屈呈 90 度平行置于体侧，双手松握空拳，略微抬头挺胸，上体略向前倾与地平面成 85 度左右，双脚交替腾空、蹬地。慢跑时要注意保持两臂前后自然摆动，呼吸自然，有节奏感。

慢跑不仅是一项体育锻炼，也是一件有乐趣的事情，你需要给自己准备一双适合的跑鞋，把跑步变成一种享受。在跑的过程中，要尽量用鼻子呼吸，跑时脚的前半部先着地，蹬地时也是脚的前半部用力，这样才能脚步轻盈，若是整个脚掌同时着地或用力，脚掌会有擦地动作，那样会加大前进阻力，易使脚掌疲劳，甚至使人摔倒。

任何运动都是需要坚持的，坚持慢跑会给你的健康带来很大的收获，一次最少跑 20 分钟，每天 1 次。如果做不到，也要坚持 1 周 2 ~ 3 次，刚开始时可以根据自己的身体状况给自己一个适应的过程，因为一个从不进行体育锻炼的人要做到坚持慢跑这一点也是不容易的。

# 踢毽子
# 不只是童真的游戏

在我国，踢毽子有着 2000 多年的历史，是我国一项古老的健身运动。由于其不受场地限制，在室内、室外都可进行，深受男女老少喜爱。

踢毽子时，由于身体各部位在不断地运动，能促进血液循环和新陈代谢，使肾气充盈，改善肾脏功能。除此之外，这种全身运动还能有效地训练机体的协调性、柔韧性和灵活性；保护心肺功能；促使胃肠蠕动加快，增进食欲；延缓大脑衰老。

小朋友常踢毽子，可增强体质，预防疾病；老年人常踢毽子，对预防心脑血管疾病和糖尿病有很好的帮助。对于经常伏案工作的人，其好处就更大了，既能避免长期伏案带来的椎关节僵化，增强关节的稳定性，又能预防颈椎病。踢毽子还可以防治"亚健康"状态，对于调节高级神经活动、缓解心理压力十分有益。

踢毽子集运动与娱乐于一体，一个人可以踢，

踢毽子时，以下肢肌肉的协调运动为主，通过抬腿、跳跃、屈体、转身等运动，使脚、腿、眼、身、手、腰肌、髋肌、臀肌，甚至胸肌、腹肌等身体各部分都能得到很好的锻炼。

2个人、3个人也行，不限人数，是随时随地都可开展的运动，运动强度也都可以由自己把握，只要自己觉得适度就行。对于缺乏运动的人，动作幅度可由小到大，速度可由慢到快，这样不至于拉伤肌肉。

# 叩齿吞津
# 小动作有大功效

现代医学证实：唾液不仅有杀灭微生物、健齿助消化等功效，还能促进细胞修复生长，清除对人体有害的自由基，并有很强的防癌效果。

中医认为，"肾主骨，齿为骨之余"。叩齿能强肾壮骨，叩齿时会催生唾液。养生学家把唾液称为醴液、华池、玉泉、琼浆等，同精、血一样，是生命的物质基础。

叩齿吞津是传统中医重要养生术之一，为历代养生家所推崇。叩齿吞津虽是一个小动作，却对人体健康有很大的补益作用。

**1. 叩齿吞津能健脾胃**。叩齿能健齿，齿健则食物易被嚼细，而叩齿所催生的唾液还能帮助消化食物，所以，叩齿吞津能健脾胃，减轻脾胃负担。

**2. 叩齿吞津能健肾**。牙齿是否健康是肾中精气充盈与否的标志。肾中精气充沛，牙齿就坚固而不易脱落；肾中精气不足，牙齿就易于松动，甚至脱落。叩齿能健齿、充肾精。肾在液为唾，叩齿催生唾液，是谓"金津"，"津"通于"精"，为肾精所化，咽而不吐，有滋养肾中精气的作用。

**3. 叩齿吞津还能强骨益脑，聪耳明目。** 齿与骨都为肾精所养，叩齿能充盈肾精，利及骨骼。"肾生髓，脑为髓海"，肾中精气充盈，髓海得养，则大脑灵活聪敏，耳聪目明。

**4. 叩齿吞津有美颜荣发之功。** 叩齿时要活动面肌，能加强面部血液循环，改善面肤的营养，进而美颜。发的生长赖于精血，精血充盈，则发长而光泽。

早晨醒来后，正坐或自然站立，摒弃杂念，全身放松，心神合一，闭目，自然呼吸。然后使上下牙齿有节奏地互相叩击，铿锵有声，次数不限，一般以36次为佳。力度可根据牙齿的健康程度量力而行。叩击后，用舌头贴着上下牙床、牙龈、牙面来回搅动，顺时针9次，逆时针9次，左右各18次，中间感觉有津液产生时，不要咽下继续搅动，等唾液渐渐增多后，空口反复鼓动两边腮部，用唾液含漱数次，最后分3次徐徐咽下。

青少年由于牙齿发育尚未完全，不宜做叩齿动作；牙病患者叩齿力度不宜过大；口腔有溃疡或口舌糜烂时不宜叩齿。

# 生活习惯

## 养肾不要错过子午觉

一个人要想有良好的生活质量，就必须有良好的睡眠，睡眠在人的生命活动中有着举足轻重的地位。

在中医的养生之道中，有"三寒两倒七分饱"的说法，"两倒"就是"子午觉"，也是我们这里要说的科学的睡眠。

如果睡眠不好，会影响你的生活和工作质量，同时，由于身体脏器无法得到充分的休息，还会导致神经衰弱、内分泌紊乱、血压及血糖升高、性功能障碍、忧郁等，时间一长，身体器官很容易发生器质性的病变。

我们生活在节奏快、处处充满竞争的现代社会，白天工作忙碌，精神压力大，晚上又经常熬夜，不能按时入睡。错过了正常的睡眠时间，必然影响人体阴阳之气的正常生发，损害身体原本健康适宜的内环境，时间久了，人就会处于亚健康状态，免疫力下降，对健康带来极大危害。

"子午觉"，简单来说，就是在每天的子时和午时都应该睡觉。子时是从 23 时到凌晨 1 时，此时是人体经气"合阴"的时候，是一天中阴气最重的时候，也是睡眠的最佳时机。子时之前入睡有利于养阴，可以起到事半功倍的效果。午时是从 11 时到 13 时，是人体经气"合阳"的时候，此时阳气最盛，此时午睡有利于养阳。午睡只需 30 分钟即可，午睡时间过长，会扰乱人体生物钟，影响晚上睡眠。有人说，既然如此，那不如不睡了。这样想是不对的，即使此时睡不着，也要闭目养神，以利于人体阴阳之气的正常交接，这样可提高下午的工作效率。

"子时大睡，午时小憩"，这是子午觉的主要原则。除了按时入睡以外，提高睡眠质量还可采取其他的方法。睡前适当地静坐、散步等，可减慢呼吸节奏，能使身体逐渐入静，静则生阴，阴盛则寐，最好能躺在床上做几分钟静气功，做到精神内守。如果睡前吃一点养心阴的食物，也有助于健康。另外，睡前用温水泡脚也会起到很好的促进睡眠的效果。

我们要储蓄健康，就要从现在开始，提高睡眠质量，养成早睡早起的习惯，使气血得以生化，肾精得到保养，从而调节身体的阴阳平衡。

# 把握冬季养肾时节

中医认为，冬季主"藏"，与肾相应。因为肾是一个主"藏"的脏器，养肾也要适应时节变化，在生活上做出一些调整，以收藏能量，养护身体。

# 肾气足 百病除

总的来说，在冬季，应当好好调整自己的生活作息，适应季节的变化，保暖御寒、合理饮食，只有这样才能更好地养护肾精肾气，给机体贮存足够的能量，等待即将来临的万物复苏的春天。冬天"藏"好了，是为了来年春天更好地"生"。

**1."收藏"过冬**。冬季养生的基本原则是以"藏热量"为主。中医理论认为，冬天应当"早卧晚起，以待日光"，即较早睡觉，待早晨太阳出来之后再起床，早睡可以保养人体阳气，晚起可滋养人体阴气，如此延长睡眠的时间，减少剧烈活动，才能起到收藏能量的效果。

**2.保暖御寒**。冬天，人体的阳气潜藏于体内，故分布体表的阳气（卫气）就相对比较少，加之外界气温偏低，人体就会感觉寒冷。若衣着单薄或长期暴露在室外寒冷的环境下，机体为了抵抗外界的寒冷，就会调动本来潜藏于机体内部的阳气以御寒。长此以往则会耗竭潜藏于肾中的元阳，这有违冬季养生以"藏"为主的原则。故冬季时节，养生要注意保暖御寒。

**3.合理饮食**。中医认为，"春夏养阳，秋冬养阴"，冬季饮食应以滋阴、润燥为基本原则。根据中医"药食同源"的理论，可选择如阿胶、莲子、百合、山药、银耳、黑芝麻、豆浆、蜂蜜、甘蔗、雪梨、葡萄、猪蹄、鸡爪、花胶、海参、猪肉、鸭肉等滋阴润燥之品以食用。但需要注意的是滋阴润燥的食物一般偏于寒凉、滋腻，如果食用过量，补阴太过，轻则阻碍脾胃的运化，重则会遏伤阳气。

故可在烹调的过程中加入少量芳香醒脾的作料，如小茴香、胡椒等。另外，冬季的饮食也要注意补充足够的热量，这个可以通过在烹调的过程中加入少量辛辣的作料如生姜、辣椒等，或者适量食用偏温性的食物如狗肉、羊肉、牛肉等。中医所言"善补阴者，必于阳中求阴，则阴得阳升而泉源不竭"，所以在冬季养阴的时候，别忘了适当地补充阳气，这样补充的阴液在阳气的蒸腾下，才能敷布濡养四肢百骸，才能泉源不竭。

# 泡脚是补肾的好习惯

中国人有每天洗脚的习惯，在寒冷的冬天，很多人不是天天洗澡，但会天天洗脚。这不仅是一种卫生的需要，也是一种良好的养生习惯。我们都有这样的体会，睡觉前用温热水泡泡脚，会感觉全身舒畅，尤其是在寒冷的季节，泡个热水脚再睡觉，感觉暖乎乎的，一晚上都睡得舒坦。

中医学认为，足底是人体经络起止的汇聚处，分布着 60 多个穴位和与人体内脏、器官相连接的反射区，分别对应人体五脏六腑，热水泡脚可以驱除寒冷、促进血液循环、促进代谢、调节身体

脚是人体中离心脏最远的部位，冬天由于寒冷的刺激，脚部血管收缩，血液运行发生障碍，易诱发多种疾病。

各脏腑的功能，有利于消化不良、便秘、脱发落发、耳鸣耳聋、头昏眼花、牙齿松动、失眠、关节麻木等证。

时间上，最好选择晚上 9 点左右泡脚，因为此时是肾经气血比较衰弱的时辰，在此时泡脚，能使身体热量增加，体内血管扩张，有利于活血，促进体内血液循环。同时，紧张了一天的神经和劳累了一天的肾脏可以得到彻底放松和充分的调节，人会因此感到很舒适。

*泡脚的同时，再适当做几分钟足底按摩，效果更好，能使脏腑器官得到进一步的调节。*

泡脚的工具宜选择木盆，木盆里的温水不会冷却太快。在泡脚水里可以加一些中药材以提高疗效，如丹参、当归等活血药，连翘、金银花、板蓝根、菊花等清热解毒药，当然，药材投放前最好先咨询一下专业人士。姜味辛性温，在温水中加入几块拍扁的生姜，有散寒缓解手脚冰凉的作用。醋酸具有促进新陈代谢的功效，在温水中加入几匙白醋泡脚，可以滋润皮肤，消除疲劳，改善睡眠质量。艾叶也是经常用来泡脚的材料，有温经散寒的功效。

泡脚水以 40℃ 左右为宜，不宜太热，以免烫伤皮肤。泡脚时间以 30 分钟左右为宜，不要太长，泡到微微出汗是最好的。

泡脚后，不要再做什么事了，早点入睡，补肾效果更佳，还能提高睡眠质量，美美地一觉睡到大天亮。

# 熬夜，
# 肾虚早衰的大敌

"日出而作，日落而息"早已远离了现代人的生活方式。灯火阑珊之时，还有很多人在为事业打拼，熬夜工作；有的人则是把夜晚当作自己的娱乐时间，通过上网、玩游戏、泡吧、唱K、打麻将来消遣。总之，在现代都市里，夜晚和白天一样忙碌的人群比比皆是。那些习惯了夜生活的夜猫子们，都忽视了养生的重要性，在挥洒青春的同时，也在挥洒着自己的健康。

也许你有这样的体会，经常加班到深夜，一天睡不上几个小时，睡眠严重不足，气色不好，哈欠连天，工作效率不高，思维不灵活，注意力不集中。这是因为你长期的过度熬夜耗损了大量的精血，造成了肾精的损伤，长此下去，还会引起体质下降、免疫力下降。若是影响了新陈代谢，体内垃圾不能及时排出体外，会造成血管堵塞，

熬夜会导致肾虚，肾虚是早衰的根本原因。

145

脂肪沉积，内分泌紊乱，形成高血压、糖尿病、肥胖症等。

为了预防早衰，就要做到不熬夜、少熬夜。有时候，为了工作，熬夜也是一件不可避免的事。为了尽量减少熬夜对身体的伤害，我们要有意识地采取一些措施。

当晚上要加班工作时，可在晚餐时多吃一些有营养的食物，如含胶原蛋白丰富的食物。如果工作容易造成眼睛疲劳，就多吃一些明目的食物。久视伤肝，电脑族特别要注意这一点。工作环境要保持空气清新、流通，湿度、温度适宜。工作完后做做按摩，同时对皮肤进行一些简单的护理。这些措施都能降低熬夜对身体的伤害，但最根本的，还是尽量不要熬夜，遵守规律的作息时间。

# 过劳过逸都会肾虚

人在疲劳状态下工作，加上精神紧张，很容易出现抵抗力下降，给细菌、病毒可乘之机，引发各种疾病，正如一部高速运转的机器是很容易损耗而出现故障的。如今社会竞争日趋激烈，生活压力越来越大，"劳累"已日益成为普遍现象。实验证明，疲劳会降低生物的抗病能力，使其易于受到致病微生物的伤害。所以工作紧张、易出现疲劳的人，要注意劳逸结合，早期预防疾病，合理安排生活。如果出现感冒等病症，务必要重视，及时休息。适当休息是人体生理的需要，可以消除疲劳、恢复精力和体力，增强机体免疫力。

"不欲甚劳，不欲甚逸"，过于劳累会危害人的健康，过于安逸同样会使机体发生故障。有些人整天无所事事，同样地在那里喊累，就是这个道理。用进废退，人体的器官也同样如此，适当的体力劳动和脑力劳动能强健体魄、增强记忆，预防器官老化，这样人才不会很快衰老。若是这些器官长期不用，则会像生锈的机器零件一样，慢慢退化、老化，加速衰老。

久视易耗伤精血，易生虚火，导致口干、目赤、尿赤、头痛等虚火上炎的症状；久卧使机体长期放松，应激性、抗病力等一系列功能减退，易导致贫血、低血压、营养不良、下肢静脉血栓等疾病；久立使腰部肌群紧张，会导致腰肌劳损、下肢静脉瘀血曲张等疾病；久行耗伤气血，损伤筋骨，会引起多种运动神经、骨骼、肌腱的疾病；久坐会由于缺乏运动，造成运动神经迟钝及新陈代谢方面的障碍。

劳逸结合，忙闲适度，才能有益于身心健康。要做到劳逸适度，就要合理安排好自己的工作和生活，做到"勿久视，勿久卧，勿久立，勿久行，勿久坐"。

平时工作紧张、劳累的人还要注重加强营养，适当锻炼，增强身体抵抗力，保持良好的生活习惯，定期对身体进行必要的检查，及时调整生活节奏，这样才不会因过劳而动摇你的健康。

# 肾好
# 才有"性福"可言

男女两性的性生活是一种本能，是人类得以延续的生命活动，从青春发育期开始，人就自然而然地产生性的欲望，这是肾精充盈的表现。适当的性生活，有利于身体健康。

性生活养生是以"精"为核心的，精是生命的基础，纵欲过度会损耗肾精。

历代养生家、医家都很重视房事养生。《千金要方》中说："男不可无女，女不可无男，无女则意动，意动则神劳，神劳则损寿"，"强抑郁闭之，难持易失，使人漏精尿浊，以致鬼交之病，损一而当百也"。这说明了正常的性生活的重要性，正常的性生活可以协调体内的各种生理功能，促进性激素的正常分泌，有利于防止衰老，提高夫妻婚姻生活的质量。长寿之人一般都有稳定和谐的性生活。如果正常的性功能受到抑制，会引起一些病理变化，带来许多疾病。

性生活能给人带来快乐，但不能因此而不加节制。纵欲过度会给身体带来很大的伤害，所以，性生活要有度。《素女经》认为："人年二十者，四日一泄；年三十者，八日一泄；年四十者，十六日一泄；年五十者，二十一日一泄；年六十者，即毕，闭精而复泄也。"这里说的是性生活的度，我们根据自身的情况，可以不必拘泥于此，以房事后次日无精神不振、头晕、疲倦不适等为度。如果性生活过度，会出现面容憔悴、形体消瘦、精神倦怠、萎靡不振、头重脚轻、周身无力、心跳气短、虚汗淋漓、失眠多梦、不思饮食等不适症状，此时就是过度了，需要立即调整。

肾精是先天之本。肾精充足则五脏六腑皆旺，正气存内，邪不可干，可防老益寿。精子和性激素是由睾丸产生的，现代医学证明，男性的精液中含有大量的前列腺素、蛋白质、锌等微量元素，失精过多会造成这些物质的丢失，使身体各器官发生病理变化而加速衰老。失精过多还可使脑垂体前叶功能降低，加重睾丸负担，甚至抑制脑垂体前叶的分泌，导致睾丸萎缩，加速衰老。

肾中精气是人生命活动的原动力，全身阴阳之根本，要惜精养精，方能使性生活更加长久；过度消耗会引起肾功能障碍，未老先衰，自食其果。

性生活要注意个人卫生。不论男女，都要养成清洗外阴的好习惯。很多疾病都与不注意卫生有关，如女性易患的阴道炎、子宫内膜炎、阴道黏膜溃疡、月经不调、泌尿系感染等，男性易患的前列腺炎等。

# 心理健康

## 心态乐观，百病难侵

《黄帝内经》里指出，"恬愉为务"是情志养生的一条重要原则。恬是安静，愉是快乐、愉悦，这条原则就是说人在任何时候，都要有乐观积极的心态。

古希腊医师希波克拉底曾说过，躯体本身就是疾病的良医，改善精神状态，就是最好的治疗。改善精神状态，就是追求一种乐观的状态。

要做到乐观，就要保持笑口常开。笑是最优美、最轻松、最有效的自我保健运动，笑可以使人体内的五脏六腑得到短暂的体育锻炼。笑还能使全身肌肉放松，有利于肺的扩张，促进血液循环，消除大脑皮质和中枢神经的疲劳，让所有的忧愁烦恼在笑声中烟消云散。

乐观的人还懂得幽默。幽默是一种生活艺术，生活因为幽默而变得美丽，人生因为幽默而变得轻松。心理学家认为，幽默是一种积极的心理预防形式，它体现了人类征服忧患和困难的能力，更体现了患者战胜疾病的决心和勇气。

性格与人的疾病关系非常密切，所以要培养

良好的性格。有些人受先天遗传和后天生活的影响，形成了有害于身体健康的性格特征，如好强、易怒、急躁等。这些性格特征都与某些疾病的发生和变化有关，如急躁的人会因激动而加重高血压的病情，脆弱的人容易在经受不良打击时发生精神病。

乐观的人还善于与人交往，乐于与人交往，这种人可以避免孤独、寂寞。当一个人长期处在孤独和寂寞中，会带来精神上的空虚和痛苦，影响中枢系统的正常功能，使神经体液的调节失去平衡，免疫系统防御功能下降，引起病邪入侵。而且，当一个人孤独、寂寞时，常会借酒浇愁，甚至会有一些自我摧残的行为。与人交往对人的社会化和个性的发展起着很重要的作用，并影响着个人的身心健康。不要把自己成天关在屋子里，关在一个人的世界里。走出去，多交朋友，让阳光照进你的生活！

乐观分为两种，一种是情绪上的乐观，表现在你的气色、言语、行动、眼神和意识上；一种是意志上的乐观，指的是知足，知足常乐。

# 肾在志为恐

在看电视时，我们常常看到有被吓得尿裤子的情节，这就是人在恐惧时的一种生理反应。心

# 肾气足 百病除

理学认为，人在遇到突然的、意外的、较强烈的刺激时，会有一种胆怯、惧怕的心理。这种心理就是恐，恐本是人体的一种正常应答反应，轻度的恐不会对机体构成危害。但是，倘若这种恐惧过于激烈，或者恐惧持续时间过长，超过了人体所能调节的范围，就会成为一种致病因素，对机体构成危害。

人有七情，喜、怒、忧、思、悲、恐、惊。传统医学认为这7种情志与内脏有着密切的关系，不同的情志变化会引起相对应的脏腑出现病变，与肾相对应的情志就是恐。

惊恐对肾脏的影响非常大，过恐可致肾气耗损，精气下陷，升降失调，出现耳鸣耳聋、心神不安、夜不能寐、大小便失禁、遗精、腰膝酸软、堕胎早产等症状。《灵枢·本神》说："恐惧不解则伤精，精伤而骨酸痿软，精时自下。"

恐能伤肾，在日常生活中，就要避免各种人为的恐惧，如少看恐怖片等。同时，还要有应对之法。中医认为，思能治恐，按照五行相生相克理论，土克水，而肾属水，脾属土，恐为肾志，思为脾志，恐伤肾，而思可胜恐。思是一个认知过程，能约束各种感情的思维活动，当人感到恐惧时，静下来思考，或周围人为其开导、分析，能使人消除恐惧心理，或制约恐惧过度所导致的不良病变。

《古今医案按·诸虫》中记载了一个病例：有一个人酒醉后误饮了含有小红虫的水，终日恐惧不安，怀疑自己生了病。医生检查不出有什么异常，告知他没有任何疾病，但病人始终不信。于是医生将巴豆两粒同饭捣烂，加上几截剪断的红线，做成药丸，让病人在暗室里服下。服下药丸后，病人解大便时，看到便中的红线，以为那就是他误饮的小红虫。见到服药后小红虫拉出来了，自己觉得病也治愈了，再也不怀疑自己有病了。

要避免因恐伤肾，需要加强心理素养，善于思考，这样才能制约恐惧带来的不良影响。

# 卸除压力，身心都轻松

心理压力大是现代社会的普遍问题。心理压力大会导致酸性物质沉积，影响代谢的正常进行，使人体的内环境从弱碱性变成酸性。酸性体质是众多疾病形成或加重的原因，比如酸性体质会导致骨钙丢失，容易导致骨质疏松等各种骨病。肾主骨、生髓、通于脑，所以，伤骨也是伤肾，压力过重会伤肾。

生活中的压力是不可避免的，每个人面对压力的反应，不仅取决于压力本身的性质、程度，

调节心情和减轻心理压力可以使身体保持弱碱性体质，从而预防肾脏病的发生。

也取决于个人的心态、性格。

减轻压力要学会放松，保持内心平静。每个人都可以找到让自己放松的方式，如解除杂念的静坐、冥想，都可以防止情绪失控，减少焦虑和烦恼。人只有在内心平静的时候，才更能看清问题的实质，找到应对的办法。

要减轻压力，首先要有乐观的态度，这样才不会让压力占据自己的全部情绪，才能减轻心理压力带来的消极影响。

有的人每天被一些琐碎的事弄得疲惫不堪，使自己的神经绷得紧紧的，这是没必要的。事情再多也要分个轻重缓急，你越是想同时完成很多事，越是一件事也做不好。

多想想快乐的事也可以减轻你的心理压力。我们都有这样的感觉，当你心里想着高兴的事的时候，整个人都感觉很轻松，做起事来效率也高很多。

遇事沉得住气，学会自我控制，都有助于减轻心理压力，平时要注意加强这方面的修养。

# 调整不良情绪的方法

人难免会出现各种各样的负面情绪，这是人

对事物的一种本能反应。这些负面情绪的出现是正常的，但如果是让这些负面情绪长期控制你，就会对你的生理和心理健康带来不利影响。我们不能阻止这些负面情绪的出现，但可以学会如何去消除这些负面情绪，使它不能控制你。

疏泄的方式有很多。你可以大哭一场，哭是一种生理调节方式，也是一种身心自我保护的措施。从生理上讲，哭可以改善呼吸和循环，伴随全身肌肉的颤抖。在大哭之后，你的机体可以获得一种快感。此外，你还可以大喊大叫、大声唱歌、自言自语、打沙包等，这都有助于排解你的不良情绪，使心情得以平复。除此之外，找人倾诉也是一个疏泄不良情绪的好方法。你会发现当你把你的痛苦、愤怒、不满与他人倾诉后，自己心里顿时轻松了一大截。如果对方给你适当的抚慰，你会马上觉得自己就像没事了一样。

> 疏泄法能使人从苦恼、郁结的消极心理中得以解脱，尽快地平复情绪。

心理学家发现，在发生情绪反应时，大脑中有一个较强的兴奋灶，此时，如果另外建立一个或几个新的兴奋灶，便可抵消或减弱原来的优势中心。因此，当你情绪紧张烦躁时，你可以有意识地做点别的事情来分散注意力。

每个人调节情绪的方法都不同，每个人也都有适合自己的调节方法。不论你采取何种方法，目的只有一个，就是让你的不良情绪走开。

健康有道丛书

# 肾气足
# 百病除

腧穴是输注脏腑经络气血、沟通体表与体内脏腑的特殊部位。常用的养肾大穴有：肾经第一大穴——涌泉穴，补肾固元，使人肾精充足；肾经源头——太溪穴，肾经之气流注汇聚之地，调动生命的原动力；元气关隘——关元穴，男子藏精、女子蓄血之处，人体元阴、元阳交汇之地；生命之门——命门穴，调理和平衡肾阳、肾阴；肾气输通出入之处——肾俞穴，将寒湿水气外输膀胱；肾经母穴——复溜穴，专治水液代谢失常。

# 第五章

# 人体的养肾大穴

# 涌泉穴
# 肾经第一大穴

涌泉穴位于足底前部，第二、第三足趾趾缝纹头端与足跟连线的前1/3处，即当脚屈趾时，脚底前凹陷处。涌泉穴位于全身俞穴的最下部，是肾经的首穴。

涌泉穴在养生保健方面有着重要的作用。涌泉穴养生的方法很多，有按摩、火烘、灸疗、敷贴、意守等。

苏东坡曾记载了这样一件事：在闽广地区很多人染有瘴气（疟疾），有个武将却多年来一直安然无恙，面色红润，腰腿轻快。于是有人就细心地观察，发现这名武将有个习惯，每天五更起坐，两足相对，热摩涌泉穴无数次。得知此法的人都纷纷效仿，结果都很少得病，有的甚至还治愈了多年的痼疾。

中医认为肾在人体是一个包含多种功能、极其重要的脏器，《黄帝内经》中说："肾出于涌泉，涌泉者足心也。"肾经之气犹如源泉之水，来源于足下，涌出灌溉周身各处。

民间俗称的"搓脚心"就是按摩涌泉穴的一种很好的方法。具体做法是：每晚睡觉之前，用一手握住脚趾，另一手用力摩擦足心，搓搓几百下，直到感觉脚心发热，换另一只脚，用同样的方法搓热脚心。两脚都擦热之后，将脚趾微微转动几下，再把两脚互相摩擦几十下。

另外，在泡脚的时候也可以按摩涌泉穴。准备一盆稍烫的水，将两个保健球放在水里，然后把脚伸进盆里，一只脚踩一个保健球，踩在涌泉穴处。脚上微微用力，让球慢慢在盆底滚动，这样泡脚滚球15分钟，能有效激活脚部气血，有补肾强身的功效。

用火烘法时要先取中药川乌（或草乌）100克，樟脑10克，一起研为细末，用醋调制成弹子大小。火烘时将药丸置于足心，足下放微火烘烤，温度以人能耐受为度，用比较厚的衣服或者绒毯裹住身体，让身体微微发汗。这种方法尤其适合女性常见的因受寒而导致的膝关节疼痛脚踝疼痛等。

灸涌泉穴也可以治疗因寒而起的多种病症，尤其对中医所说的虚寒证效果更好。用艾条或艾柱灸涌泉穴20～30分钟，每晚临睡前灸1次即可。但阴虚火旺者不宜使用这种方法。

敷贴法可以根据不同的身体状况，选择不同的药方制成膏贴。如有高血压的人，可以取吴茱萸20～30克，研末，用醋调成糊状，睡前敷贴于双侧涌泉穴，早晨起来除去。一般敷完12～24小时后血压开始下降，病人会自觉症状减轻；肾阳虚所致的阳痿，可以取巴戟天、补骨脂、仙茅各10克，共研细末，加入适量食醋调成稀糊状，分成2份，贴敷于双足的涌泉穴上，外以纱布覆

经常按摩涌泉穴，能补肾固元，可以使人肾精充足、耳聪目明、精力充沛、性功能强盛、腰膝壮实、行走有力。

159

盖，胶布固定，每天换药 1 次，连续用药 5 ～ 7 天，可以温阳补肾。

# 太溪穴
# 汇聚肾经元气

太溪穴位于足内侧，内踝后方与脚跟骨筋腱之间的凹陷处，跟腱与内踝尖之间的凹陷处，用手指按揉有微微的胀痛感。艾灸时，将艾条的一端点燃，悬于太溪穴 2 厘米高处，来回移动熏约 10 分钟即可。

太溪穴以太溪命名，是因为肾经水液流注于此，可以源源不断为人体提供滋养。

《会元针灸学》中记载："太溪者，山之谷通于溪，溪通于川。肾藏志而喜静，出太深之溪，以养其大志，故名太溪。"太是大的意思，溪是溪流，太溪就是大的溪流。

太溪是古代医籍中记述的"回阳九穴"之一，具有极高的回阳救逆之功。古代很多医家面对垂危的病人，多用这个穴"补肾气、断生死"，如果在这个穴位上能摸到跳动的动脉，说明病人肾气未竭，还可救治；如果未触及跳动的动脉，就说明病人阴气缠身，比较危险。

太溪是足少阴肾经的输穴和原穴。输穴是本经经气汇聚之地，原穴是肾脏的原气居住的地方，所以太溪穴处肾经的经气最旺，是人体的大补穴，具有滋阴益肾、壮阳强腰的作用，可用于治疗肾炎、膀胱炎、阳痿、遗精、尿频、遗尿、性交疼痛、支气管炎、肺气肿、哮喘、慢性喉炎、耳鸣、神经衰弱、乳腺炎等。

牵一发而动全身，太溪穴是肾经的源头，每天坚持揉按刺激"太溪穴"，就能够调动起生命的原动力，补肾强体。

按摩时，盘腿端坐，用左手拇指按压右踝太溪穴，左旋按压10次，右旋按压10次。然后用同样方法，以右手拇指按压左踝太溪穴。按揉的力度，除了要有酸胀的感觉之外，还要有麻麻的感觉。

有阴虚火旺所致的咽喉炎、齿痛，按摩时可配少泽穴以滋肾阴、清虚热；头痛目眩可配飞扬穴以滋阴补肾；阳痿、肾虚腰痛时，可配肾俞穴、志室穴以温肾壮阳。

# 关元穴
# 封藏一身真元

元气是维持我们人体生命活动的基本物质与原动力，有推动人体生长发育、温煦和激发脏腑经络的生理功能。元气是与生俱来的，藏在肾中，

我们要强身健体、延年益寿，就要更好地守护元气，刺激关元穴就是一个很好的办法，可以使肾气活跃，补充肾气。

但它又依赖后天精气充养。随着时间的推移，人体的元气会逐渐减少，使人呈现衰老的态势。关元穴就像身体的一个阀门，将元气关在体内，是男子藏精、女子蓄血之处，是人体元阴、元阳的交汇之处，也是元气的关隘。

关元穴位于下腹部前正中线上，神阙下3寸。将手四指并拢，横着放在脐下，小指的下缘处就是关元。

关元属任脉，是小肠募穴，也是脾经、肝经、肾经与任脉的交会穴，穴下有肾脏、小肠、膀胱、女性子宫与男性前列腺等脏腑，具有补肾壮阳、温经通络、理气和血、补虚益损、壮一身元气的作用。按摩关元穴前要搓热双手，不要用冷冰冰的手去刺激腹部的皮肤，尤其是女性，一定要注意下腹部的保暖。然后双手交叉重叠置于关元穴上，稍加压力，双手快速地、小幅度地上下推动，注意不要过度用力，只要局部有酸胀感即可。

关元穴治疗范围相当广泛，可治疗遗尿、尿频、尿闭、泄泻、阳痿、遗精、疝气、腹痛、月经不调、带下、不孕、中风脱证、虚劳羸瘦等。

这个穴最好的刺激方法是艾灸。将艾条的一端点燃后，对准关元穴熏烤，艾条距皮肤2～3厘米，使局部有温热感而不灼痛。每次灸30分钟，至局部皮肤产生红晕为度，隔日灸1次，每月约灸10次。还可以采用艾柱隔姜灸，将生姜切成2～3毫米厚的小片，用针散刺数孔，放在关元穴上，然后将蚕豆大小的艾柱放在姜片上点燃。每次灸7个艾柱，隔日灸1次，每月连续灸10次。

# 命门穴
# 人体长寿之门

命，人之根本，门，出入之门户，"命门穴"顾名思义就是人体的"生命之门"，是人体的长寿大穴。

命门与肾脏关系密切，具有调理和平衡肾阳肾阴的作用。肾阴的活动，就像水的流动一样，需要肾阳的温煦。命门是肾阳藏身的地方，也就是命门之火。现代医学研究表明，命门之火是人体阳气的根本，生命活动的动力，对男子所藏生殖之精和女子胞宫的生殖功能有重要影响，对各脏腑的生理活动起着温煦、激发和推动作用，对食物的消化、吸收与运输和水液代谢等都具有促进作用。

按摩命门时，先将两手掌搓热，快速用掌心擦命门，以感觉发热发烫为度；然后将两掌搓热捂住两肾俞，集中精神，把意念放在命门。每天早、中、晚各锻炼 10 分钟。

命门穴是人体督脉上的要穴，位于后背两肾之间，第二腰椎棘突下，与肚脐前后相对。如果以肚脐为标准围绕腰部画一个圆圈，在背后正中线的交点就是命门穴。

按摩或艾灸命门，有温肾壮阳、强壮腰膝、固摄肾气的作用，可以治疗阳痿、遗精、带下、遗尿、尿频、泄泻、月经不调、手足逆冷、腰脊强痛等症。

灸命门时，可将艾条一端点燃，对准命门，距皮肤2～3厘米，进行熏灸，局部有温热感即可。一般灸20～30分钟，至皮肤有红晕为度，隔日灸1次。还可以用药物灸，取一定量的附子，切成细末，用黄酒调成约0.4厘米的饼状，用针在中间刺出一些小孔，然后放在穴位上，用艾柱灸。每次灸3～5分钟，每月灸1次。通过附子灸可以缓解很多阳虚的症状，如女性手脚冰凉、老年人关节怕冷、男性尿频尿急等。

捶打命门穴也有养生保健的功效。取正坐、自然站立或自然走动3种姿势均可，双手握拳，用桡侧交替、缓慢地、有节奏地捶打命门穴，速度约1分钟40次。每日早、晚各做1次，每次捶打81下。此法有培补命门真火、振奋人体阳气、扶助肾阳的功效。

# 肾俞穴
# 输通人体肾气

肾是肾脏，俞是输的意思，肾俞意思是指肾脏的寒湿水气由此外输膀胱经。肾俞穴是背俞穴之一，是肾脏之气输通出入之处，对于肾脏的功能有着非常重要的保健作用。

肾俞穴在腰背部，是足太阳膀胱经上的穴位，在第二腰椎棘突旁开 1.5 寸处。寻找时可以将腰部挺直，挺胸，吸气，此时在侧胸部我们可以摸到肋骨的下缘，沿着肋骨下缘水平向后面摸去，摸到后腰部的肌肉隆起处，这就是肾俞的部位。

按摩肾俞穴可用双手中指按于两侧肾俞穴，用力按揉 30 ～ 50 次；或握空拳揉擦 30 ～ 50 次，至局部有热感为佳。

双手擦肾俞也是很好的方法。先把自己的双手手心搓热，使掌心发烫，然后迅速将掌心贴在肾俞穴处（要注意不要隔着衣服），手掌纵轴与脊椎垂直自脊椎两旁向臀部之间方向快速擦动，约呈 45 度角，频率保持在 80 ～ 100 次 / 分钟，坚持 3 ～ 5 分钟。

用温灸盒来温灸肾俞部位，效果会更好。将 3 小段点燃的艾条放在灸盒里，然后将灸盒移到肾俞穴，稍微固定，以灸盒稳定不滑动为宜，直到小艾条燃尽，再放 3 ～ 5 分钟后，移走灸盒即可。

还可以用针刺法，常规消毒后，用 2.5 寸毫针刺向椎体横突，进针 1.5 ～ 2 寸，得气后行捻转补泻法操作。

坚持按摩肾俞穴，可增加肾脏的血流量，改善肾功能，对腰痛、肾脏病、高血压、低血压、耳鸣、精力减退、阳痿、早泄、遗精、精液缺失、下肢肿胀、全身疲劳等有一定的缓解作用。

# 肾气足
# 百病除

　　肾虚多为长期积累成疾，因此治疗肾虚不可急于求成，要慢慢调理。每个人肾虚的症状不太一样，有的可能只出现一种症状，有的可能是几种症状同时出现，治疗时要针对个人的身体状况，分析病因，确认自己肾虚的类型，对症施治。对于肾虚的治疗，关键在于通经活络，简单的按摩与运动，加上适当的食疗，只要有耐心坚持下来，就能明显改善肾虚症状，恢复健康。

# 第六章

# 常见肾虚症状的调理

# 听力下降，
# 耳鸣心烦多梦

改善听力下降、耳鸣心烦多梦的食谱：

## 白糖核桃栗子糊

**核桃 40 克**
**栗子 (鲜) 40 克**
**白砂糖 40 克**

将栗子炒熟去皮，与核桃仁一起捣成泥，然后加入白糖拌匀放入碗中，用沸水调拌后服用。此糊具有补肝肾、壮筋骨之功效，适于肾虚型耳鸣耳聋者食用。

肾为人体的先天之本，开窍于耳。一个人肾中精气充足，听力状况才会比较好，若是肾精不足、肾气亏虚，就会出现头晕、听力下降、耳鸣的症状。

一般来说，肾虚耳鸣会导致记忆力下降或者减退，注意力不集中，精力不足，工作效率降低，同时还会出现情绪不稳定，经常情绪难以自控、易怒、烦躁、焦虑、抑郁等，并且会影响睡眠，出现失眠多梦等症状。

鸣天鼓是很简单的养生之法，经常练习鸣天鼓，有调补肾元、强本固肾之效。只要每天坚持练习，对头晕、健忘、耳鸣等肾虚症状均有一定的预防和康复作用。鸣天鼓还有助改善睡眠状况，使你一觉睡到大天亮，不为失眠多梦所困扰。

鸣天鼓的手法：两手心掩耳，然后用两手的食指、中指和无名指分别轻轻敲击脑后枕骨，发出的声音如同击鼓，所以古人称作"鸣天鼓"。

每天睡前重复做 64 次，或早晚各做 32 次为宜。

除了鸣天鼓，另外两个小方法也有治疗耳鸣、听力下降的功效。用拇指、食指、中指揉搓耳郭及耳后颈部十多次，再按揉耳门、听宫、听会、翳风等穴，每穴 15 ~ 30 秒；或者每日早晚捏提耳郭 20 ~ 30 次。

除此之外，在日常生活中，要积极参加体育锻炼，强化心血管功能，对肾虚耳鸣的症状也会有所改善。生活要规律，如果睡眠不好，可在睡前用热水泡脚。在饮食方面，多吃点含铁丰富的食物，如紫菜、黑芝麻、海蜇皮、虾皮、黄花菜等。另外，还要多吃些含锌的食物，耳朵内锌的含量远远高于其他器官。缺锌是引起耳鸣的重要原因。含锌丰富的食物有鱼、鸡肝、鸡蛋以及各种海产品等。温燥和辛辣刺激的食物要少吃，忌饮浓茶、咖啡、酒等刺激性饮料。

## 金针菜瘦肉饼

**金针菜 50 克**
**瘦猪肉 200 克**
**酱油、豆粉、盐、味精等适量**

将金针菜、瘦肉洗净，一同剁成肉酱，加入酱油、盐、豆粉、味精等调味品，搅拌均匀，放入碟内摊平。将碟放入蒸锅内，隔水蒸熟。此肉饼有补血、养肾的功效，适用于肾虚腰痛、肾虚耳鸣等症。

# 畏寒肢冷，夜尿频多

当身体中的肾阳不足时，人就容易出现畏寒肢冷的症状，这种人需要补足肾阳，使血流通畅、血运充足，才能温煦手足。

有些人特别怕冷，尤其是在冬天，即使里三层外三层地穿上厚厚的衣物，还是冻得缩成一团。其实不只是冬天，即使在别的季节，阳虚体质的人也总是要比别人多穿一件衣服。畏寒的人总是四肢手足冰冷，甚至冷至肘、膝关节，还特别容易感冒。

在饮食上，肾阳虚体质的人要以能温补肾阳的食物为主，如羊肉、牛肉、韭菜、葱、姜、龙眼等，少吃寒性食物，同时要养成良好的饮食习惯，戒烟、不过量饮酒。

在天冷的时候，我们都有这样的感觉，只要进行适度的运动，会感觉浑身暖和很多。运动可以产生热量，改善激素分泌，促进新陈代谢，还能把热量输送到身体的各个部分。坚持适合自己的体育运动，对畏寒肢冷有一定的改善效果。

穿衣服要以"上装薄下装厚"为原则，腰部周围有许多大血管，如果下半身能保温，上半身也不会感到太冷。穿着要宽松，紧身衣和紧身裤会妨碍血液循环。

泡脚也是很好的防寒法，晚上睡觉前用热水烫烫脚，能有效地促进局部血液循环，解除全身疲劳，还能起到御寒的作用。

夜尿频多是严重的肾气不足所致，甚至已经损及肾中阳气。夜间是阴气盛的时候，若阳气不足，就不足以固涩，所以会出现尿频。夜尿频多是一件很烦心的事，会影响睡眠，还会有损身体健康。

心理因素很重要，夜尿频多的人要保持良好的心情，不要有过大的心理压力，因为压力过大会导致酸性物质的沉积，影响代谢的正常进行。适当地调节心情和缓解压力可以保持弱碱性体质，使尿频的症状得以改善。

尿频的人要经常进行户外运动。因为多运动、多出汗有助于排除体内多余的酸性物质，减少发病的几率。同时，生活要规律，生活习惯不规律的人会加重体质酸化，病毒容易入侵。烟、酒都是典型的酸性食品，无节制地抽烟喝酒，极易导致人体内环境的酸化。

除此之外，饮食的酸碱平衡对于尿频的预防也是非常重要的一个环节。调整好饮食结构，避免酸性物质摄入过量，也可减少肾脏的压力。

畏寒肢冷、夜尿频多症状的人的食谱：

## 参茸炖鸡肉

**鸡肉 150 克**
**人参（高丽参）15 克**
**鹿茸 4.5 克**

鸡肉切件，人参切片。把全部用料放入炖盅内，加滚水适量，加盖，隔滚水文火炖 3 小时，汤成食用。此汤有大补元气、温肾壮阳的功效，适用于元气虚极、体虚欲脱或肾阳虚衰、精血亏虚、畏寒肢冷、阳痿早泄、宫冷不孕、小便频数、腰膝酸痛、头晕耳聋、精神疲乏等症。

# 腰部不适

肾阳虚引起的腰痛可以用以下食疗方：

## 羊肾黑豆杜仲汤

羊肾1对
黑豆60克
杜仲10～21克
小茴香3克
生姜9克

羊肾去脂膜，洗净，切片。先煮黑豆、杜仲、茴香，再下羊肾片，煮至豆、肾熟后即可。此汤补肝肾、壮腰膝，可治疗各种肾虚引起的腰痛，尤其适宜肾阳虚所致的腰痛。

中医认为"腰为肾之府"，肾位于腰部，腰是肾的家，肾是腰的主人，"肾气一虚，腰必痛矣"。肾主骨生髓，如果肾精不足，骨的支撑力就会减弱，此时，首先受到影响的就是腰部，就会出现腰痛、酸软等症状，所以，护肾就要先护腰。

不论是肾阴虚还是肾阳虚，都会出现腰部不适的症状，腰痛腰酸是肾虚的常见症状。

肾虚导致的腰痛有肾虚寒湿证和肾气阴虚证两种证型。肾虚寒湿证型的腰痛，腰部冷痛，转动不便，就算躺着不动也照样疼痛，而且到了阴雨天，疼痛还会加重。对于这种腰痛，治疗时要补肾散寒、温通经络，可用右归丸合甘姜苓术汤加减治疗。肾气阴虚型腰痛，主要表现为腰痛酸软，足膝无力，喜欢按揉疼痛处，在劳累时腰痛会加重，治疗时要滋肾益气、缓急止痛，可用左归丸加减治疗。当然，不管是哪种类型的腰痛，用药都要在医生指导下进行。

按摩气海和关元两个穴位对缓解肾虚所引起

的腰痛有很好的效果。你可以将手指并拢后放在肚脐的下方，大约肚脐下两指处是气海穴、三指处是关元穴。每天用手掌以顺时针方向按揉这两个穴位30～50次，可以改善腰痛的症状。你还可以经常拍打肾俞穴以培补肾元，既可以缓解腰肌劳损，又可以保护腰部。

双手攀足是专门锻炼腰肾的一个动作，通过手臂带动身体上扬，可以锻炼脊柱，防治腰椎间盘突出，达到固肾壮阳的效果。具体动作：两腿挺膝伸直站立，两手向前、向上举起，掌心向前，目视前方；两掌下按至胸前，掌心向下，指尖相对；两掌掌指顺腋下向后插。两掌心向内沿脊柱两侧向下摩运至臀部；然后，上身前俯，两掌继续沿腿后向下摩运，手掌经过腿的两侧，一直向下，直到摸到脚面；然后两掌从脚面向上、向前抬起；用手臂带动上体起立。掌心向前，目视前方。做双手攀足时，注意保持双腿直立。如果双手不能摩运至脚面，不必勉强，手心尽力向下即可。

肾虚引起的腰痛是可以预防的。平常注意保持正确的坐姿，避免淋雨，不要坐在潮湿的地面上，避免房事及劳累过度等，都可以降低肾虚腰部不适的发生几率。除此之外，用热水袋外敷腰部，也可改善局部血液循环，有效缓解腰痛症状。

饮食对肾虚引起的腰部不适有一定的辅助治疗作用，但在制作前要分清是肾阳虚还是肾阴虚，这样才能对症服用，起到应有的效果。

肾阴虚引起的腰痛可以用以下食疗方：

## 杜仲龟肉汤

**杜仲10～15克**
**龟肉100克**

先用水煎杜仲，煎好后取药液煮龟肉，煮熟即可。此汤能滋补肝肾、强壮腰膝，用于治疗肝肾两虚所致的腰酸痛。

# 脱发，白发

防治脱发白发的食谱有：

## 白糖核桃仁

**核桃仁 250 克**
**白糖、油各适量**

炒锅放油，烧至四成热时，放入核桃仁炸至漂起时捞出。锅内留少量底油，烧至五成热时放入白糖搅炒，待白糖溶化、起小泡时，倒入核桃仁，颠翻拌匀，使糖匀布核桃仁上即成。此食谱主治须发早白、易脱落、容颜易老。

人身体中的经络或直接汇集到头部，或间接作用于头部。通过按摩头部，可以疏通气血，起到滋养头发、牢固发根、防止头发变白和脱落的功效。

中医认为，发为血之余。肾藏精，精能化血，所以发根源于肾。肾精充足，则头发乌黑发亮，不易脱落，不会开叉，也很少会出现头皮屑。如果肾精不足，就不能化生阴血。阴血亏虚，头发就失去了阴血的濡养，容易出现头发干枯脱落、变白。所以，要想解决这些烦恼，就要从根本做起，以补养肾精为原则。

年轻人预防脱发、白发可以采用十指梳头的办法。十指梳头的方法很简单：松开十指，自然放松，手指不要太僵硬。以十指指肚着力，用中等稍强的力量，从前往后梳，对头发进行梳理，用力的大小及梳理的时间以做完后头皮微感发热为度。梳理后，再用十指指肚均匀地揉搓整个头部的发根，从前到后，从左到右，全方位揉搓到位。最后，挤压头皮，用适当的力量对头部进行按摩。手法要轻，用力要柔，忌用猛力，以免挤伤头皮。每天早晚像这样梳发百次，对头发的保养有很大好处。

情志抑郁或者忧思过度，都会导致肝郁气滞，使气血运行失和，血不能荣养毛发而变白。伍子胥一夜白头就是这个原因。而且压抑的程度越深，脱发的速度也越快，白发也越多。所以，保持精神乐观，避免过强的精神刺激，进行适当的运动，放松心情，有助于头发健康，对防止脱发和早生白发也很重要。

此外，在日常的护发中还要注意一些细节。要勤洗发，选用弱酸性的洗发剂，避免经常使用吹风机，少对头发进行烫染。

同时，要戒烟、节制饮酒。吸烟会使头皮毛细血管收缩，从而影响头发的生长发育。而饮酒，特别是白酒会使头皮产生热气和湿气，引起脱发。即使是啤酒、葡萄酒也应适量。在饮食方面，应清淡而多样化，平时应多食新鲜蔬菜，克服偏食等不良习惯，使体内营养均衡。还可以吃些滋补食品，如核桃、芝麻、木耳等，有助于毛发生长。在开始出现白发时，可吃些补肾的中药，如将制首乌冲水代茶饮用。

经络是气血运行的通道，只有经络通畅，气血才能顺利地运行到身体的每一个部位，发挥濡养的功效。若是经络不通，气血的运行自然会受到影响。

## 乌发糖

**核桃仁 250 克**
**黑芝麻 250 克**
**红砂糖 500 克**

红砂糖入锅加水煮成糊状，再加入炒香的芝麻、核桃仁，搅匀熄火，倒入瓷盘中摊平、晾凉，切成小块，随时可吃。此糖主治白发，脱发，脂溢性脱发，斑脱。

175

# 性功能下降

人的性功能是与年龄有着很密切的关系的。正常的性功能减退是无法避免的，但因为肾虚引起性功能的下降，却可以通过保养肾精得以好转。

改善性功能，首先要有健康的心态，要有信心，这样才能克服心理疲劳。现在的人工作压力较大，对性的欲望容易受情绪等各方面因素所影响，因此，我们应该做好心理疏导。你可以把自己的心理压力讲给另一半听。两个人之间建立和谐的交流，培养亲密的感情，这样才能营造良好的气氛，有很放松的心态。在此基础上，才会有较高质量的性生活。同时，性生活应着重于质量，而不是在数量上斤斤计较。只要夫妻能够共同获得身心上的满足，哪怕性生活次数再少，仍然可以感受到情感和身体上的巨大满足。

戒除不良的生活习惯，也可以改善性功能。抽烟、酗酒、赌博、熬夜都是一些"伤性"的习惯。坚持参加体育锻炼，也是提高性功能的有效方法，运动项目可以根据自己的喜好进行选择。一般而

对性功能减退有帮助的食谱：

## 参茶

### 人参15克

将人参水煎 30 分钟，代茶频饮。若味浓可再冲入沸水，直至冲淡为止。此茶补气助阳，适用于肾阳不足、性欲低下、阳痿，兼有神疲乏力、气短懒言、畏寒肢冷、腰酸腿软等症。

言，大多数体育锻炼对改善性生活质量都有帮助，而且能增强性欲。

缩肛是最"经济实惠"的护肾壮阳运动。此运动不需要多长时间，可随时随地进行，却有显著的功效。缩肛就是有规律地收缩肛门，做这个动作就像大便时突然憋住那样收缩肛门处的肌肉，收缩的时候要尽量用足力气，保持几秒钟，然后放松。一提一松就是 1 次，每次视情况可以做几十次，站着、躺着、坐着的时候都可以做，也没有场地限制，等车、排队的时候都可以练习。坚持做缩肛运动，女性可以强化耻骨尾骨肌，避免阴道松弛，有助于提高夫妻性生活的质量。男性可以对前列腺进行有效的按摩，促进局部的静脉回流，对预防和辅助治疗前列腺疾病有很大的帮助。

对于肾虚引起的性功能减退，可以适量食用以下这些食物：含锌食物，如牡蛎、花生等，能维护精子数量；含钙食物，如虾皮、蛋黄、乳制品等，能刺激精子成熟；含精氨酸食物，如海参、紫菜等，是精子形成的必要成分，能补肾益精；富含各种维生素的食物，多存在于新鲜蔬菜和水果中，其中维生素 A、维生素 E、维生素 C 有助于延缓衰老和避免性功能衰退。

肾主藏精，主性主生殖。肾不好，性功能常会下降，出现阳痿、早泄、遗精、性欲减退、男性不育、女性不孕等性功能下降的症状。

## 淫羊藿酒

**淫羊藿 200 克**
**白酒 2000 毫升**

将淫羊藿打碎，装入布袋中，浸泡在白酒内，封固 3 天后即可饮用。每晚睡前饮服 15 ～ 20 毫升。有补肾壮阳、强筋健骨的作用，适用于阴阳两损、命门火衰而引起的男子阳痿、女子不孕、四肢不仁等症。此酒可常饮用。

　　慢性肾脏病与肾虚有一定关系，但不等同于肾虚。慢性肾脏病可表现为肾脏出现损伤或肾功能出现下降，及时预防诊治，可以控制其发展。慢性肾脏病患者在日常生活中，要有毅力戒除不利的生活方式，如暴饮暴食、营养过剩、高嘌呤饮食、过咸饮食、滥用药物、烟酒、憋尿等。只有遵守慢性肾脏病的日常调养原则，慢性肾脏病的病程才能得到更好的遏制。

# 第七章

# 慢性肾脏病
# 日常调养原则

# 认识慢性肾脏病

慢性肾脏病是一个常见的疾病。基本上每 10 个成年人里就有 1 个慢性肾脏病患者，而且随着人口老龄化的加剧，发病率可能会更高。

慢性肾脏病是一个西医学上的概念，与中医"肾虚"有一定的关系（详见第一章里《补肾误区，你知道吗？》的第 2 点"肾虚不等于肾病"），但绝对不可将两者等同。慢性肾脏病可表现为肾脏出现损伤，比如肾脏活检病理发现问题，小便出现血尿、蛋白尿，肾脏 B 超发现结构异常等，还可表现为肾脏没有损伤，但是检查后发现血肌酐已异常。其病程应在 3 个月以上。

慢性肾脏病分成五期，如果早期诊治不及时，任其发展，最后就可能走到五期，即尿毒症期。但并不是所有慢性肾脏病都会发展到尿毒症的地步，只要预防治疗做得好，这个病是可以控制的。

古代中医并没有专门的研究论述慢性肾脏病，根据患者的临床出现水肿、尿中多泡沫、尿少伴恶心欲吐等表现，可归入中医"水肿"、"关格"、"溺毒"、"虚劳"等病症范畴。

"水肿"是指四肢、颜面或全面浮肿；"关

格"是指小便不通与呕吐并见；"溺毒"是指尿毒素不能从小便排出，潴留于体内导致头晕头痛、晕厥等不适症状；"虚劳"是指因劳致虚，临床上出现虚弱疲乏、面白无华、四肢乏力等症状。这些症状都是慢性肾脏病的常见症状。

中医认为，慢性肾脏病的病因病机，一方面可能是因为先天不足、后天失养，另一方面可能加上外邪侵袭、情志所伤，身体正气不足，本身抵抗力下降，阴阳平衡失调，外邪趋虚而入，导致湿浊潴留、久而化热化瘀，阻塞经络，毒素无法正常排出，而出现一系列的临床症状。

可见，中医对慢性肾脏病的认识完全不同于"肾虚"。慢性肾脏病患者在病程的某个阶段可能会出现"肾虚"，但"肾虚"不等同于慢性肾脏病，也不能简单用补"肾虚"的中药来治疗慢性肾脏病。

# 可能影响慢性肾脏病的因素

## 1. 血压

慢性肾脏病本身容易导致高血压，而血压升高又容易造成肾小球硬化，因此控制好血压至关重要。控制血压首先应注意低盐、低脂饮食。其次，从生活起居入手，如戒烟、限酒、适当锻炼、调畅情志、避免过度劳累等。如果临床确诊有高血压病，应当在专业医生指导下根据具体病情尽快选用适当的降压药，使血压控制在适宜水平。

## 2. 血糖

高血糖容易影响全身的血管功能，包括肾脏的血管，肾脏血管损伤后容易出现蛋白尿，甚至加重肾功能的损伤。因此，控制饮食，避免血糖升高很重要，同时还要注意多做运动，运动对于血糖的控制也能起很大的作用。如果饮食运动调养实施之后血糖仍然升高，就要及时服用降糖药，避免高血糖对肾脏的影响。

## 3. 感染

抵抗力低下或者卫生习惯不太好的人，容易感染病原体，引起呼吸道、泌尿道或其他部位感染，可能加重慢性肾脏病病情。因此，预防感染可以减少肾功能损伤的事件发生。

## 4. 烟酒

大量的饮酒使机体产生尿酸，沉积在肾脏，阻塞肾小管，容易导致肾功能损伤；另外，慢性肾脏病患者一般需要服用一些药物，而酒中含的乙醇成分，除了加速某些药物在体内的代谢转化、降低疗效外，还可能诱发药品的不良反应。吸烟除了直接对肺损害之外，同样容易损伤肾动脉，导致肾脏缺血，加重肾功能损伤。因此，养成不抽烟、少喝酒的习惯，对于保护肾脏功能非常重要。

## 5. 肾毒性药物

大多数药物均通过肾脏代谢，有些甚至容易对肾脏产生直接毒性作用或通过过敏反应造成肾脏损伤。如西药中的一些抗生素、解热镇痛药、麻醉药、碘化物造影剂等；中草药中含有马兜铃酸类的药物，如巴豆、马钱子、乌头等。这些具有肾毒性的药物均须慎用或不用。

## 6. 血脂

血脂高会损伤血管的功能，可能增加心血管风险；另一方面可能加重肾动脉血管硬化，引起或加重肾脏缺血，损伤肾功能。所以严格控制血脂对于维持正常肾功能，延缓肾衰来说是非常重要的。

一般主要通过饮食控制来降低血脂，比如日常生活中用植物油代替动物油，少吃海鲜、动物内脏、肥猪肉等。必要时还需要在医生指导下服用降脂类药物。

# 延缓慢性肾脏病进展，要注重自我管理

慢性肾脏病是一种与生活方式密切相关的慢性疾病，其最主要特点是病程漫长、只能控制不可完全治愈、疾病进展与不良生活方式密切相关。因此，其治疗不能完全依靠药物，关键在于改变不良的生活方式，减少疾病进展的各种不良影响因素。

在治疗过程中，患者不能完全依靠医生、依靠医物治疗，而应该学会自我管理，调、管、治三管齐下，延缓甚至打断慢性肾脏病的进展，减少并发症的发生，全面改善疾病的预后。

## 1. 正确认识疾病，保持乐观向上的情绪

由于慢性肾脏病病程长，病情易反复，故使得不少患者容易烦躁不安、悲观失望，甚至产生自暴自弃情绪，这会直接损害患者身心健康，影响病情。俗话说"三分靠医，七分靠养"，保持乐观情绪极为重要。

## 2. 要有适当体力活动，又要避免过劳

不少慢性肾脏病患者都有这样的经验，当体力活动过多时，尿蛋白和（或）血尿即增重，血肌酐上升较快，而充分休息后即可好转。但是慢性肾脏病患者绝不应长期卧床休息，如果长期不进行适度体力活动及社交活动，对身心健康肯定不利，会致使体质及抗病力的进一步下降。所以，慢性肾脏病患者要在医生的指导下摸索出一套适合于自己的生活制度，每日均有适度活动而又不致劳累，劳逸结合，以增强体质，有利肾病康复。

## 3. 严格控制饮食，谨防病从口入

慢性肾脏病患者与正常人不同，需要控制饮食，尤其是慢性肾衰以后的人群，更应该严格控制，如果随便吃喝，将导致慢性肾脏病加重，甚至直接危及生命。

## 4. 了解自身病情，清楚疾病相关的基本知识

学会看懂最重要的检查结果，清楚自己服用药物的作用和注意事项，学会与医护人员更有效地沟通。

# 暴饮暴食会损伤肾脏

暴饮暴食首先会伤害你的消化系统。食物中的养料必须经过胃肠消化器官的消化，才能被人体吸收。暴饮暴食时，短时间内有大量食物进入胃肠，会使胃肠负担一下子加重，消化液的分泌量显得不足，以致大量涌入胃肠的食物不能被充分地消化吸收。它们在胃肠停留过久，会影响胃肠的消化功能，引起消化不良。因为胃液相对欠缺，还会降低胃液的杀菌作用，且食物在肠子里停留的时间过长，还会发酵而产生毒素，使胃肠生病。

除了消化系统，暴饮暴食还会使肝胆超负荷运转，造成肝功能损害，诱发胆囊炎，促使肝炎病人病情加重。暴饮暴食还可刺激胰腺分泌大量的消化酶和消化液，没有"出路"的胰液会对胰腺进行"自我消化"，引起急性胰腺炎。研究还证实，

很多人平时工作总是匆匆忙忙的，连吃饭都没有规律，以至逮着个机会就暴饮暴食，这是一种不良的饮食习惯，会给人的健康带来很多危害。

暴饮暴食之后容易出现头晕脑涨、精神恍惚、肠胃不适、胸闷气急、腹泻或便秘，严重的会引起急性胃肠炎，甚至胃出血。

对于成年人，尤其是中老年人，身体各个系统的生理功能已经趋于平稳，甚至出现下降趋势，因而所需的热量也相对平稳或减少。在这种情况下，如果还吃"十成饱"，就会增加胃肠和肾脏的负担，造成体内能量过剩，累及胃肠、肾脏的损害。

暴饮暴食会增加患心脏病的危险。由于过量进食高脂肪、高蛋白、高糖分的"三高"食物，会使人的内环境偏向于酸性，导致身体免疫力下降。

暴饮暴食时吃进去大量食物，必然会产生大量的垃圾——尿酸及尿素氮等，而善后工作都将由肾脏来承担。肾脏是负责分泌尿液、排泄废物的器官，能调节人体电解质浓度，维持身体酸碱平衡。暴饮暴食会使肾脏的工作量大增，使肾脏超负荷运转。在这种情况下，肾功能衰退加快，肾脏的排泄和调节功能下降。长此以往，当肾功能严重受损时，就会生出很多疾病，使体内的毒素、垃圾排不出去，最后可能发展至尿毒症而危及生命。

# 拒绝高嘌呤的美味

在正常情况下，饮食摄入的嘌呤和人体自身代谢生成的嘌呤会以尿酸的形式通过肾脏从尿中排出，"入"与"出"处于动态平衡中。如果经常摄入高嘌呤的食物，会使尿酸这种"入"与"出"的平衡被破坏，引起血尿酸增高。血尿酸增高可能是早期肾功能损害的信号，也可以引起继发的肾脏损害。尿酸盐结晶体可沉积于关节、软组织、软骨及肾等处，从而导致关节炎、尿路结石、痛风及肾脏疾病。此外，尿酸升高也是动脉硬化的原因之一。

有些人喜欢边吃烧烤边喝啤酒，烧烤的食材多是肉类和海鲜，都是含嘌呤高的食物。当你边吃大量海鲜，边喝啤酒时，海鲜中富含的一些成分在啤酒的作用下，会大大提高人体血液中的尿酸含量，诱发痛风及痛风性肾病。

天气一凉，进入冬天，人们就喜欢围坐在一起吃火锅。一群人在一起，边涮边吃边聊，要多享受有多享受，可有多少人知道，在这个享受的过程中，你摄入了多少嘌呤？涮菜也多是一些嘌呤含量较高的肉类、豆制品。而且在吃火锅的时候，汤汁中也含有大量的嘌呤。

嘌呤易溶于水，煮汤时，肉中的嘌呤也被煮到了汤里，所以喝汤的危害比吃肉还大，这一点爱喝靓汤的广东人尤其要注意。老火靓汤一般是用肉类煮制，而且常常煲上 2 ～ 3 个小时。在长时间的煲制过程中，大量的嘌呤溶解到肉汤中。经常喝这种嘌呤过高的老火汤，会造成尿酸在血液中堆积，进而损害肾脏。

啤酒、海鲜、烧烤、火锅，都是摄入高嘌呤

嘌呤含量高的食物有牛肉、猪肉、鸽肉、火腿以及动物内脏。豆类也是含嘌呤高的食物。鱼类之中的沙丁鱼、鲱鱼、金枪鱼嘌呤含量也较高。

的途径，对健康人的肾脏产生负面影响，过多的尿酸及尿素氮等废物需要肾脏长期进行"解毒"，时间久了，再好的肾脏都会累垮。

# 营养过剩是肾脏的负担

养肾要从饮食入手，在摄入营养的时候尽量避免营养过剩。如果营养过剩要注重锻炼，锻炼可消耗多余的能量，还有利于增强体质。

由于人民生活水平的提高，现在普通人家的家常餐桌上都是很丰盛的。现代人已不再面临营养缺乏的问题，反而面临另一个新的问题——营养过剩。

一般人都知道营养过剩会导致肥胖、高血压、高血脂等疾病，另一类疾病却常常会被人忽视，那就是对肾的伤害。肾是我们人体的先天之本，是人体的重要器官。营养过剩对肾脏会造成哪些伤害呢？

过剩的营养在体内堆积，会导致血压、血脂和血糖水平升高，形成高血压、糖尿病、高尿酸症等。由高血压、高血糖引起的代谢性肾脏病是近年最主要的肾病之一。

摄入的食物中含有大量的钙、高蛋白、高胆固醇，还会导致肾结石的发生。肾结石患者以青壮年人为主，约占80％左右。肾结石可以导致肾功能不全、尿毒症、肾萎缩等，危及人们的身体健康。另外，喝水少，导致排尿少，会引起沉淀物慢慢堆积而形成"石头"。在临床上，有时甚至会发现，全家人都患有肾结石，就是因为他们有着相同的饮食习惯，都出现了营养过剩。

# 五味不可缺咸，
# 过咸却可伤肾

想象一下，如果你一日三餐的饮食中缺少了盐，会是什么滋味？多好的美食如果不加盐都是无味的，盐是制作菜肴的必需调味品。没有盐，再好的菜肴也是有香有色却无味的，让吃的人没有食欲。

盐还是维持人体健康的必需元素。盐可以调节人体内水分的均衡分布，维持细胞内外的渗透压，参与胃酸的形成，促进消化液的分泌，增进食欲；同时，还可以维持机体内酸碱度的平衡、体液的正常循环。若食用盐分过少，会造成体内的钠含量过低，表现为食欲不振、四肢无力、晕眩等，严重时还会出现厌食、恶心呕吐、心率加速、

在正常情况下，人体每日的需盐量约为6克，也就是说，每日6克盐的摄入量已足够维持身体健康的需要。

189

脉搏细弱、肌肉痉挛、视物模糊、反射减弱等症状。很多人都有这样的经验，当你在呕吐、腹泻及运动大量出汗后，适量喝点淡盐水，症状可以得到缓解。

高盐食物会增加胃癌、骨质疏松症的发生率，是导致心脑血管疾病、糖尿病、高血压，甚至是引起中风的危险因素。

中医认为，肾主水，有调节水液代谢的作用，而咸味食物能调节人体细胞和血液渗透压平衡及水盐代谢。但人体对咸味食物的需求也是有度的，对于现代人来说，我们日常摄入的盐量常常高于这个需求量，高盐饮食是现代人饮食必须注意的问题。

饮食中的盐分 95% 是由肾脏排泄的，过量的盐会增加肾脏的负担，盐中的钠还会导致血压升高，这样又进一步加重了肾脏的负担，造成肾脏功能减退。

肾脏病患者更是需要保证低盐饮食。在急性肾炎伴有明显水肿的时候还应改吃无盐膳食，这是因为肾炎患者细胞外液的钠盐增多，渗透压增高，造成水和钠在体内的潴留，容易引起水肿的发生。此外，肾脏病患者大多伴有高血压，此时限制盐的摄入量，可避免钠盐在体内增多，使水分增加，加重高血压症状。肾脏病较轻的患者和高血压或水肿症状不是很严重的肾脏病患者，饮食应以清淡为宜，菜中可以加入少量的盐，每日大约 3 克，既不影响食欲，又能控制疾病。

# 水能养肾，亦能伤肾

人体内新陈代谢的废物主要是由肝脏和肾脏处理。可以说肾是人体的废物处理机，把身体内的代谢废物和多余的矿物质与水混合后以尿液的形式排出体外。

有些人不爱喝水，觉得多喝水，会增加上洗手间的次数，嫌麻烦，而且还怕尿多引起肾亏，这是一种谬论。因为人体代谢所产生的废物通过肾脏的处理，以尿液的形式排出体外，需要有足够的水分辅助。多喝水能冲淡尿液，让尿液快速排出，有助于体内垃圾的清除。

科学的喝水方法应该是少量、多次、慢饮。有人在大量出汗后，尤其是在夏季活动后，一次性补充大量水分，这样也是不对的。因为出汗除了丢失大量水分，同时也丢失了不少盐分，此时慢慢喝点淡盐水是最好的。大口豪饮能够解一时

如果长时间不喝水，尿量就会减少，尿液中携带的废物和毒素的浓度就会增加，加重肾的负担，临床常见的肾结石、肾积水等都和长时间不喝水密切相关。

# 肾气足 百病除

肾脏病患者饮水要讲究，要在医生指导下明确自己每天摄入的水量，在适当控制盐分摄入下，以不出现眼部脚部浮肿，不口渴和血压保持正常稳定为宜。

口渴，让自己痛快，却会使排尿量和出汗量增加，导致更多的电解质丢失，还增加了心血管、肾脏的负担，容易使人出现心慌、乏力、尿频等症状。而且水喝得太快太急，还容易与空气一起吞咽，引起打嗝、腹胀。

不管是公司还是家中，纯净水和矿泉水是我们日常生活中的饮用水，很多人都习惯了。但要提醒大家注意的是，纯净水不仅除去了水中的细菌、病毒、污染物等杂质，也除去了对人体有益的微量元素和矿物质，长期饮用会使人体内的营养物质失去平衡。矿泉水虽然含有一定量的微量元素，但如果人体所需的微量元素已经足够，再多补进去，就会导致微量元素代谢失调，增加肾脏负担而引起肾结石、尿道结石及胆结石等。

另外，补充水分不可以用饮料代替。有些人觉得饮料口感好，用饮料代替需要摄入的水分，这样做反而会伤肾。碳酸饮料中含有的咖啡因，会导致血压上升。

# 药物是把双刃剑，
# 正确使用不伤肾

肾脏是人体最重要的排泄器官，不仅要负责机体代谢产物的排泄，还要承担药物的排泄工作。而且，肾脏的血管数量极多，当药物随血液快速流经肾脏时，会使肾小球、肾小管等肾组织暴露于药物中，从而增加了损伤肾脏的机会。

有人认为，西药对肾脏的损伤比较大，中药就不会有什么损伤了，这种认识是错误的。不管是西药还是中药，我们一定要遵循"在医生的指导下用药"的原则，因为中药同样会给人体造成巨大伤害。中药中的蛇胆或草鱼胆会引发急性肾衰竭，药用时必须经过特殊炮制才能清除它的毒性；有些中药里都含有马兜铃酸等肾毒性的成分，不仅会伤害肾脏，甚至还会影响整个身体。

"是药三分毒"。中药本身就是通过其"偏"性来治病的，所谓"偏"性，就是像补阳、滋阴、祛湿等等这些功效，如果运用得当，可以用来调理阳虚、阴虚、湿浊的体质；如果运用不当，比

能引起肾损伤的药物种类有很多，有一些药物会引起梗阻性肾损伤，如磺胺类药物会使尿液中出现结晶，堵塞输尿管；造影剂可使肾小管分泌的蛋白形成"管形"，阻塞肾小管；抗凝剂则易引起出血，然后形成血块，引起泌尿道梗阻。

如补阳的药物用在正常人或阴虚体质人的身上，那就会表现出毒性来，也即是出现了副作用。这个道理和西药其实是一样的，如果降血压的药物用在了低血压的人身上，那肯定会导致很严重的副作用。

如古文所说："药之治病，无非以毒拔毒，以毒解毒"。不论西药还是中药，这种"毒"性正是它的治疗原理所在，运用得当，便能治病，运用不当，其"毒性"便成了副作用。

我们要在理解了中药的"副作用"后，学会正确使用中药。

首先要辨证论治。"辨证论治"是中医的精华，也是中药运用的基本原则，只有经过辨证后，才能根据"君臣佐使"的原则正确地开具处方用药，发挥其治疗作用。因此，开具中药处方时一定要由正规医院的中医师根据具体病情诊治开药，不可拿其他人所谓的"验方"或网络上摘抄的"妙方"来服用。

其次，中药是不可过量服用的。中药讲究"中病即止"，也就是药物一旦起效，疾病痊愈，就要停药，不然就可能表现出副作用来，而且如果不恰当地长期服用中药，其副作用累加起来，可能会导致更严重的后果。因此，服用中药一定要遵循医嘱，痊愈了便不再吃药；如果吃完药后还需继续治疗，也不可贪图方便，自行到药房继续抓药，连续服用原方，要请中医师重新调方，才能有效减少副作用。

除此之外，煎煮法也很重要。经过合理的煎煮处理，有些有一定毒性的中药是可以消除或减少毒性的，比如生附子，使用时需要先煎，煮比较长的时间才能减少其温毒之性。因此，中药煎煮时，绝对不能马虎，要谨遵医生和中药师的嘱咐，认真处理。我们在使用中药时，一定要在正规医院中医师的指导下使用，才能最大限度地发挥中药的治疗效果，使疾病得到有效的治疗。

# 经络拍打健肾操

这是我们整理出来的一套防治慢性肾脏病经络拍打保健操。

## 第一节　双掌摩腰法

自然站立，双脚稍微分开，两手掌相互摩擦约 5 秒钟，之后将两手掌贴于背部的肾俞穴，肾俞穴在人体腰部第二腰椎棘突下左右旁开二指宽的地方，将全身精力集中于肾俞处，双掌上下来回摩擦约 10 ~ 20 次，使局部有温热感。可重复 2 ~ 4 次。

此法通过刺激肾俞穴，起到温肾摄精的功效，对于慢性肾脏疾病、中医肾虚诸症均有较好的防治作用。

# 肾气足 百病除

人体的十二经脉沿上下肢的内外侧循行，此法通过循经拍打十二经脉循行部位，从而达到疏通经络，行气活血，平衡阴阳，调节脏腑功能的目的，适合于慢性肾脏病患者的日常保健。

## 第二节 十二经拍打法

自然站立，分开双脚，与肩同宽，向前外侧45度伸出左手，掌心朝上，右手以空掌置于左侧肩部，以适当的力度沿左手臂一直拍打至手指处；再将左手掌心朝下，右手沿左手臂拍打回左侧肩部。之后伸出右手，以同样的方法用左手掌拍打右手臂。然后，双手自然下垂，以空掌置于腰骶部，腰部逐渐弯曲，双掌沿双下肢外侧一直拍打至踝关节处，再逐渐伸直腰部，双掌沿内侧拍打至大腿内侧。该动作可重复做 2 ～ 4 次。

## 第三节 甩手拍打法

自然站立，双臂下垂，右手向前、左手向后轻轻甩开，右手顺势拍打肚脐下方的关元穴，左手拍打背部的肾俞穴。关元穴位于肚脐下 3 寸的位置，肾俞穴位于腰部第二腰椎棘突下左右旁开二指宽处，两处穴位均是治疗中医肾虚的重要穴位。之后右手甩向后，左手甩向前，顺势拍打上述部位，如此反复拍打 50 ～ 100 次。

# 吸烟
# 是肾脏疾病的帮凶

吸烟有害健康，这不仅仅是一句口号。我们大多数人都知道吸烟对人体的伤害是全方位的，如呼吸系统、心脑血管系统、内分泌系统等，只要有烟草的"侵入"，就存在损伤的可能。尼古丁和焦油的长期影响，不只是停留在我们看得到的肌肤表面，使健康的肌肤过早老化、失去光泽，也侵犯我们身体的各个器官，侵蚀我们的头发、牙齿、眼睛、嘴唇、骨骼、心脏、生殖器……

吸烟还会损害慢性病患者的肾脏功能。原发性高血压患者在没有肾脏疾病时，他们的尿中一般不含有蛋白质。但是，如果患者吸烟，很容易损伤血管，他们的尿中常常有蛋白质排出。这就说明吸烟能损害肾脏的滤过功能，以致蛋白质漏出。一旦出现肾脏损害，会导致病情进一步恶化。同样，糖尿病患者如果吸烟，不管他们采取何种治疗方法，他们血管的损伤程度会不断加大，很快引起糖尿病、肾病。相反，当糖尿病患者停止吸烟后，肾脏病变的进展就会明显地缓慢下来。

吸烟对肾脏有明显的肾脏毒性作用，吸烟男性尿液中的蛋白水平与正常男性比较，相对较高，这正是其肾脏功能受损的表现之一。吸烟还会使血压升高，加重脂质代谢紊乱，加重小动脉痉挛，这些因素都可使肾脏病恶化，加重肾损害。因此，吸烟是肾脏疾病的帮凶。

吸烟还会导致性功能障碍，对于男性而言，烟草中的尼古丁、一氧化碳和焦油中的芦丁蛋白等有害物质是造成阴茎勃起困难或举而不坚的罪魁祸首。对于女性而言，吸烟不但会导致提前衰老，还会导致不孕，因为燃烧的香烟会释放出一种叫多环芳烃的化学物质，可以杀死女性卵巢中一半的卵子。另外，吸烟的孕妇其胎儿畸形发生率是不吸烟孕妇的 2～3 倍。

有人喜欢坐在餐桌上，边饮酒，边抽烟，感觉那日子过得就像神仙一样。这样烟酒不分家是一种更加有害身体的习惯。这种习惯会加重酗酒程度，因为香烟中的尼古丁可明显地降低血液中的酒精浓度，因此，平均来说，抽烟者比不抽烟者酒量要大。而尼古丁在降低酒精浓度的同时，却不能同样地减少酒精分解时产生的乙醛，致使乙醛对大脑、肝脏以及心脏和其他器官产生更多的毒害。

# 憋住了尿，伤害了肾

不管是何种因素导致的憋尿习惯，都是对健康有着不利影响的，应该早日纠正。

有些人有憋尿的习惯，有时是工作忙，要抓紧时间，觉得自己走不开，怕耽误那一小会工夫；

198

有时是当时的环境不允许，如开会、乘车、路途中；有的纯属懒惰，比如在网上玩游戏、窝在被子里不想起来养成的习惯。

尿液是机体的代谢产物，其中 96% ～ 99% 是水分，其余大部分是废物，如尿酸、肌酐等。尿液由肾脏生成后，通过输尿管、膀胱、尿道排出体外。正常人一天的尿量为 1000 ～ 2000 毫升，颜色为淡黄色，呈透明状，无沉淀、混浊现象。正常的排尿不仅能排出身体内的代谢产物，而且对泌尿系统也有自净作用。若尿液长时间积存在膀胱里，会成为水浊之气，伤害肾脏。

正常人膀胱壁承受的压力是有限的，在正常压力的情况下，膀胱内膜有自我保护的机制，可吞噬细菌，免受其侵犯。当膀胱内尿液过多，超过了正常膀胱壁所能承受的压力，就会对膀胱内膜造成伤害。与此同时，膀胱内膜自我保护的能力也会受到影响，使细菌乘虚而入，不仅容易引起膀胱炎、尿道炎等泌尿系统疾病，还会使膀胱满盈、压力增大，尿液会逆流而上到输尿管。若已有细菌侵入下尿路，则会将细菌送到更上游的位置，引起肾盂肾炎。肾盂肾炎反复发作会导致慢性感染，严重者还有可能影响肾脏功能，发展为尿毒症。

膀胱有贮存尿液的功能，尿液较长时间潴留在膀胱内，会造成膀胱内压力过大。

憋尿不仅会引起生理上的疾病，还会引起心理上的紧张，使高血压患者血压升高，冠心病患者出现心律失常，甚至心绞痛，这对于患有这类疾病的老年人来说无异于火上浇油。同时，前列腺肥大也是老年人的常见病，如果长时间憋尿，本已肥大的前列腺就更加苦不堪言了，可能会不断加重病情。

　　慢性肾脏病的病程发展相对缓慢，但发病率高，伴发的心血管患病率高，若未能及时诊治，可导致病情恶化或病程迁延，最终可能发展为尿毒症，病死率高。针对大多数慢性肾脏病难以根治的特点，治疗的目的主要是通过采取积极的应对措施，在日常生活中加强疾病管理，改善生活方式和饮食习惯，并进行对症调理，控制并发症和延缓疾病进展，避免或延缓病程进入尿毒症期。

# 第八章

# 常见慢性肾脏病的保健方法

# 原发性的
# 慢性肾小球肾炎

一般来说，慢性肾小球肾炎如果不治疗，从发病到发展成尿毒症，快的可能只要2～3年，病情稳定的则可能在20～30年后才发展成肾衰竭。

慢性肾小球肾炎是由多种病因所致的表现为多种病理类型的一组慢性肾小球疾病。慢性肾小球肾炎是一种多发病、常见病，可发生于任何年龄，刚开始没有明显症状，患者不易发觉，可以说是人体健康的"隐形杀手"。所以很多人刚出现症状，上医院一检查，竟然已到了尿毒症期，根本无法知道自己到底何时被病魔找上了。

慢性肾小球肾炎起病隐匿，多数病因不明。大部分慢性肾炎患者无急性肾炎病史，据分析，本病起始原因可能是由于各种细菌、病毒或原虫等感染后，通过免疫机制、炎症介质因子及非免疫机制等引起。

慢性肾小球肾炎的临床表现有很大的个体差异，典型症状是蛋白尿、血尿、高血压、水肿，可有不同程度的肾功能减退，病情时轻时重，也有一部分患者没有明显的临床症状。这类病人常常会忽略自己的身体状况，根本意识不到自己患有疾病。有的患者早期可能会出现疲倦、乏力、腰酸、头痛、水肿、血压高、贫血等症状，出现这些症状就要引起警惕了。根据慢性肾小球肾炎的临床表现，可分为普通型、高血压型、急性发作型。

从中医的角度来说，慢性肾小球肾炎根据临床表现多属于"虚劳"、"水肿"、"腰痛"等范畴，属本虚标实之证。肾虚是发病之本，湿热瘀血贯穿疾病始终，是本病进展和加重的重要病理因素。在治疗上，慢性肾小球肾炎至今都没有特效药能根治，只能针对不同的病理类型、病变程度选择不同的治疗方法，以防止或延缓肾功能进行性恶化，改善或缓解临床症状及防治严重并发症。

除了药物治疗，在日常生活中，患者要避免感染、劳累、妊娠及应用肾毒性药物，因为这些都是可能导致肾功能恶化的因素。饮食是日常生活中很重要的内容，患者要根据肾功能状况给予优质低蛋白饮食。饮食要清淡，控制磷的摄入，正常情况下不需要严格限制盐分，但水肿明显时或有血压增高时就必须低盐饮食，限制在每天3克以内。

原发性的慢性肾小球肾炎日常饮食推荐：

## 鲤鱼汤

**鲤鱼1条（约500克）**
**生姜、葱各15克**
**米醋40毫升**

将鲤鱼去内脏，洗净，放入炖盅，加入适量清水，与其他用料共炖，炖熟即可食用，不用加盐。适用于肾炎水肿日久不消的患者。

## 黄芪粥

**黄芪60克**
**粳米100克**

将黄芪煎煮后去渣，用煎黄芪的药汁煮粥。早晚各服1次。可减少肾炎患者的蛋白尿。

# 良性小动脉性肾硬化

良性小动脉性肾硬化症是由长期高血压或由于年老而导致血管老化缓慢发展而来的肾脏小动脉硬化。本病主要侵犯肾小球的入球小动脉，导致入球小动脉玻璃样变，小叶间动脉及弓状动脉肌内膜增厚，造成动脉管腔狭窄，供血减少，进而继发缺血性肾实质损害，导致肾小球硬化、肾小管萎缩及肾间质纤维化。

肾小管对缺血敏感，良性小动脉性肾硬化症首发的临床症状可能是夜尿增多，这反映肾小管已发生了缺血性病变，尿浓缩功能开始减退。随着病情进展，会出现蛋白尿，表示肾小球已发生病变，蛋白尿的程度一般是轻至中度，血压下降后蛋白尿会减少，尿沉渣镜检有形成分（红细胞、白细胞、透明和颗粒管型）很少，个别病人可因肾小球毛细血管破裂而发生短暂性肉眼血尿。本病晚期可出现严重蛋白尿、氮质血症，最终发展为终末期肾病。

良性小动脉性肾硬化重在预防，无并发症高

当本病已出现夜尿增多、蛋白尿的临床症状时，治疗的关键还是在于控制高血压，可适当选用能明显减低肾血管阻力的降压药。只要控制了血压，使血压正常或接近正常，就能够预防高血压肾损害的发生，稳定甚至逆转高血压肾损害。即使已有明显的肾功能不全，病情也会趋于稳定，进展非常缓慢。

血压的治疗大致等于良性小动脉性肾硬化的预防。

糖尿病、高脂血症及高尿酸血症是高血压常见的伙伴，所以，除降血压外，还应积极治疗糖尿病、高脂血症及高尿酸血症等并发症，以免它们加重肾损害。在治疗高血压时还应注意降压药对血糖、血脂、尿酸代谢的影响。

非药物治疗是轻型高血压的首选治疗方法。只要做到持之以恒，都能收到一定的降压效果，这也是良性小动脉性肾硬化患者的首选治疗方法。

良性小动脉性肾硬化患者应保持心理健康，要做到胸怀开阔，精神乐观，减少精神压力和抑郁，这样才有利于疾病的康复。在饮食方面，要限制钠盐摄入，减少烹调用盐，每人每天食盐量以不超过6克为宜；还要减少脂肪的摄入，适量补充蛋白质，多吃蔬菜和水果，摄入足量的钾、镁、钙，使营养合理均衡。同时，要劳逸结合，戒烟戒酒，多运动，避免发胖，这些都对预防本病有积极意义。气功通过意念的诱导和气息的调整发挥自我调整作用，长期的气功锻炼可使血压控制较好；运动也有降压的作用，且对减轻体重、增强体力、减轻胰岛素抵抗有一定作用。可根据患者的年龄及身体状况选择慢跑、快步走、太极拳等不同方式，运动频度一般每周 3 ～ 5 次，每次持续 20 ～ 60 分钟。

良性小动脉性肾硬化日常饮食推荐：

## 大蒜粥

**紫皮蒜 30 克**
**粳米 100 克**

将大蒜去皮切块，用沸水煮 1 分钟，捞出备用。然后将粳米放入煮蒜水内煮粥，快熟时放入大蒜。适用于高血压、动脉硬化的患者。

## 芦笋冬瓜汤

**芦笋 250 克**
**冬瓜 300 克**

芦笋洗净切段，冬瓜洗净切大块，加少量盐、味精一起煮汤。此汤能降脂、降压、利水肿，适用于肾病水肿、高血压、高脂血症的患者。

# 糖尿病肾病

糖尿病患者容易合并脂质代谢紊乱、动脉粥样硬化、高血压等诸多病变。而且，病程日久之后，长期与过度的血糖增高，可致毛细血管通透性增加，血浆蛋白外渗，引起毛细血管基底膜损害，肾小球硬化和肾组织萎缩，出现尿微量蛋白。

糖尿病肾病是糖尿病常见的并发症，20%～30%的糖尿病患者都有发生糖尿病肾病的可能。患糖尿病5年以上的患者，要关注自己是否患有糖尿病肾病。本病是当前慢性肾功能衰竭的主要原因之一，是糖尿病患者的主要死亡原因之一。

糖尿病肾病的发病，与高蛋白饮食、高血压、高血糖有关。糖尿病肾病可分成5期，I期是肾小球高滤过期，II期是正常白蛋白尿期，这两期的血压多正常，还不能称为糖尿病肾病。III期是早期糖尿病肾病期，此时血压轻度升高，尿中持续有微量白蛋白排出，此期一般多发生在患糖尿病10～15年后。IV期是临床糖尿病肾病期或显性糖尿病肾病期，这一期的特点是大量白蛋白尿或持续尿蛋白，同时会有血压增高，可出现低蛋白血症和水肿。糖尿病肾病性水肿多比较严重，且对利尿药反应差，此期多发生在患糖尿病15～25年以上。之后，肾脏滤过功能呈进行性下降，导致肾功能衰竭，就进入了V期——肾衰竭期，此期常常会出现严重并发症，这些严重的并发症常是糖尿病肾病尿毒症患者致死的原因。

糖尿病肾病并没有特效疗法治疗。在处理上，首先要严格控制血糖，血糖保持基本正常，可降低增高的肾小球滤过率，改善微量白蛋白尿，延缓甚至防止糖尿病肾病的发生和发展。其次是控制高血压，有效地降压治疗可以减慢肾小球滤过率下降的速率，减少尿白蛋白的排出量。一旦出现肾功能衰竭，进入尿毒症期，透析治疗和肾移植是唯一有效的办法。其中，肾移植是治疗糖尿病肾病尿毒症最好的办法。

饮食是糖尿病防治中不可缺少的环节，要长期坚持饮食疗法。在饮食方面，要限制蛋白质的摄入，这样可以降低肾小球内压力，减轻高滤过，减少蛋白尿。积极控制血糖，糖类的摄取宜选用含多糖类的复合碳水化合物，如各种粮食和薯类淀粉，折合主食约为 250 ～ 400 克。由于单糖、双糖类食物，如蔗糖、麦芽糖、葡萄糖等，会使血糖和甘油三酯增高，糖尿病患者应禁用。此外，还要限制脂肪的摄入，肾病患者一日脂肪的摄入应少于 50 克，肥胖者要少于 40 克，且尽量少吃、不吃动物性脂肪，应食用植物油。如有水肿和高血压的患者，要限制水分和盐的摄入。

针灸和按摩对糖尿病肾病的防治也有一定效果，但要在医生指导下进行。

糖尿病肾病的食谱推荐：

## 知母枸杞粥

**枸杞、知母各 10 克**
**山药、茯苓各 15 克**
**粳米 100 克**

将知母煎取药汁去渣，再加入枸杞、山药、茯苓、粳米等一起煮成粥。此粥有益气养阴的功效，能治疗糖尿病肾病患者的蛋白尿。

## 芡实白果粥

**芡实 30 克**
**白果 10 个**
**糯米 30 克**

白果去壳，与芡实、糯米入锅中加水适量，熬煮成粥。本方可治疗症见小便淋浊、尿中大量蛋白排出的糖尿病肾病患者。

# 系统性红斑狼疮性肾损害

系统性红斑狼疮是因免疫失调产生一系列自身抗体导致的自身免疫性疾病，是一种累及多系统、多器官的常见结缔组织疾病，其中以肾脏受累最为常见。本病好发于青年女性，男女之比为 1：9。系统性红斑狼疮肾炎多属中医学的"阴阳毒"、"温毒发斑"、"水肿"、"腰痛"、"虚劳"等范畴。

## 治病调理

患者应定期至医院随访、复查，接受激素或其他免疫抑制剂治疗的患者应严格遵守规定用量和疗程，切忌骤减骤停或随意更改药物，以防止病情反复或恶化，生活调养方面应注意：

## （一）生活习惯

积极与医生配合，科学安排日常生活、工作及学习。避免强光刺激和日晒，不滥用药物（磺胺类、青霉素、异烟肼、口服避孕药等），不过度劳累。

狼疮性肾炎活动期要注意休息，因激素等药物易引起各种感染，因此要注意保持皮肤清洁卫生、多饮水、勤排尿，不到人多的地方活动，避免感冒。在缓解期可从事适当的体育锻炼和工作，以提高机体的抗病能力。

## （二）饮食调适

对于系统性红斑狼疮肾炎患者，合理进行饮食调理非常重要。

某些食物要减少甚至避免食用，例如，无花果、油菜、香菜以及芹菜等具有增强光敏感，应尽量减少食用；咖啡、浓茶、烟、酒、海鲜以及蘑菇、香菇等蕈类也有诱发系统性红斑狼疮发作的潜在作用，应尽量不要食用或少食用。

患者发病初期多以热毒炽盛及阴虚火旺为主，应适当进食有清热解毒、滋阴降火的饮料及膳食，如菊花茶、夏桑菊、西瓜、雪梨、莲藕、荸荠、芹菜等。辣椒、生葱、生蒜、羊肉、狗肉、桂圆等性温燥，可能能加重患者内热症状，应控制食用，并且在膳食制作方面，宜用煮、炖、蒸等中性的烹调方法，避免使用煎、炸、烙的方法。

疾病后期则以气阳虚为主要表现，可适当进食具有温补作用的食物，如胡桃肉、红枣、西洋参、甲鱼、冬虫夏草等。

## （三）精神心理调适

保持积极乐观、向上的心态，避免应激和过度刺激，积极配合医生进行药物和心理治疗。保持情绪的稳定、心情的舒畅。

食疗药膳方（请在医师指导下使用）：

### 茅根莲藕粳米粥

**茅根200克，莲藕200克，粳米200克**

将鲜茅根切碎入锅加水适量煎煮开，约10分钟去渣留汁，再将粳米放入鲜茅根汁中煮烂，最后放入莲藕（将莲藕切成似花生米大之小碎块），微滚即出锅。适用于系统性红斑狼疮肾炎热毒炽盛型。

### 赤小豆茅根汤

**赤小豆120克**

**白茅根60克**

加水煎至赤小豆烂熟，吃豆喝汤，可利水消肿。

209

# 高尿酸性肾病

高尿酸性肾病是指尿酸产生过多或排泄减少形成高尿酸血症，尿酸盐沉积于肾脏而引起的肾脏病变。高尿酸血症可有两种类型的肾损害：一为形成尿酸结石；二为尿酸引起肾实质损害。两者可同时并存。本病归属于中医学"痛风"、"痹证"、"历节病"、"血尿"、"溺毒"、"虚劳"、"关格"、"淋证"、"腰痛"等病范畴。

控制高尿酸血症是防治高尿酸血症肾病的重要措施。患者应定期复诊、检查，生活调理应注意以下几个方面：

## （一）生活习惯

生活上避免受凉受潮、过度疲劳、防止关节损伤。保持病室环境、光线、温度适宜，心情舒畅，得以安心养病。

急性痛风性关节炎发作时宜卧床休息，抬高患肢，避免受累关节负重，持续至关节疼痛缓解后72小时左右方可逐渐恢复活动。

间歇期应多活动，多锻炼，可减轻体重，改善机体功能，减少发作频率。运动量以中等量为宜，剧烈运动可使组织耗氧量增加，无氧酵解乳酸产生增加从而抑制尿酸的排泄，诱发痛风急性发作。

## （二）心理调适

过度紧张、疲劳、焦虑、强烈的精神创伤以及关节部位损伤、感染等均可影响血中尿酸的水平，诱发痛风发作。因此要注意保证睡眠，设法消除各种心理压力。

## （三）其他

维持理想体重，肥胖者应减少热能摄入，进食时间适当延长，睡前不进食。但应避免饥饿疗法，慢慢减低体重。

# 饮食调理

## （一）限制含嘌呤的食物

粮食以精白米、面、牛奶、鸡蛋、水果、蔬菜、植物油等为好。

多食碱性食物，如冬瓜、南瓜、西红柿、茄子、西瓜、苹果、鸭梨等。

少食虾、猪、鸡、羊、牛、鱼、菠菜、干豆类、芦笋、花生等，假如食用的话，最好水煮后去汤烹调食用。

禁食动物内脏、骨髓、海鲜、浓汤、菌藻类及酒类。

饮食控制是预防本病发生的重要环节。高尿酸性肾病患者的饮食应该是限制嘌呤、限制能量，适量蛋白和脂肪、低盐、富含维生素的饮食，并严格戒酒。

## （二）适量蛋白与脂肪

急性期蛋白质控制在每公斤体重每天 0.8 克；缓解期为每公斤体重每天 0.8 ～ 1.0 克。

## （三）低盐饮食

应限制钠盐摄入量，病情严重者每日不能超过 5 克。

## （四）多吃新鲜蔬菜和水果

维生素供应要充足，特别是维生素 B 和维生素 C，它能促使组织内淤积的尿酸盐溶解。

## （五）多饮水

每日饮水应在 2000 毫升以上，急性期最好能达到 3000 毫升，以保证尿量，促进尿酸的排泄。但肾功能下降者或水肿者则要限水。

# 过敏性紫癜性肾炎

本病任何年龄均可发病，多见于儿童及青少年，常见于 10 岁以下儿童，成人少见，男女性别之比为 1.5～3.1，好发生于寒冷季节。

过敏性紫癜引起的肾损害称过敏性紫癜性肾炎。紫癜性肾炎是指过敏性紫癜累及肾脏后出现一系列临床症状的疾病，是过敏性紫癜最严重的并发症。根据其临床表现属于中医学的"水肿"、"尿血"、"肌衄"、"葡萄疫"、"斑疹"等病范畴。

## 治病调理

本病西医尚无特殊治疗，主要依靠中医调理。

对于大部分呈轻微、一过性尿检异常者，无须特殊治疗。患者应注意定期复诊、检查。

平时室内要保持空气清新，定时通风换气，消除秽气。起居要顺应四时气候的变化，季节变化时应注意保暖，调节室温，随天气变化增减衣被，防止外邪侵入，加重病情。衣服宜宽松柔软，避免摩擦。避免碰撞，防止外伤。

# 饮食调理

过敏性紫癜是一种以全身性毛细血管炎为主要病变的变态反应性疾病，过敏源复杂，不易确定，且易复发。因此饮食治疗在本病的康复中起重要作用。

## （一）应禁食各种致敏食物

特别是在过敏性紫癜的急性期，紫癜分批出现时，患者应禁食奶类、蛋类、肉类、巧克力、海鱼、虾、蟹、牛奶、蚕豆、菠萝等容易引起过敏反应的食物。一旦发现某种食物有致敏作用，应终身禁用这种食物，同时也不可使用与这种食物接触过的餐具和炊具。

## （二）饮食以清淡为原则

禁忌进生冷辛辣厚味及烟酒等刺激性食物，如洋葱、韭菜、生葱、生蒜、生姜、胡椒、辣椒、

注意避免接触过敏源物质。急性期时应卧床休息，下肢有肿胀感时适当抬高双下肢。病情稳定或紫癜消失后应进行适当的运动，以"劳而不倦"为度。平素要保持心情舒畅，性格开朗，避免激动，以防病情加重或复发。

卤肉、熏肉、烤包子、油条等。

## （三）在紫癜性肾炎的恢复期

紫癜逐渐消退，无新鲜紫癜出现，或其他症状均有所改善后，应多吃富含维生素C的食物，如橙子、柑橘、苹果、猕猴桃、草莓及各种绿叶蔬菜等，有助于减低毛细血管通透性和脆性作用，减少紫癜再产生。

## （四）过敏性紫癜患者恢复期常因出血过多而致贫血

因此要适当多吃富含蛋白质食物及补血食物，如瘦肉、禽蛋、动物肝肾、菠菜、西红柿、海带、紫菜、木耳，大枣和豆类及其制品。值得注意的是有消化道出血时应限制饮食，出血较多时应禁食。肾功能严重受损者还应限制食盐和水分的摄入。

正常人尿道口周围都有细菌寄居。有些细菌可能从尿道口进入膀胱，当细菌的数量达到一定程度，就可能引发感染。规律地排尿能避免这些细菌在泌尿道里滋生。

# 尿路感染

尿路感染是指病原体侵犯尿路黏膜或组织引起的尿路炎症。其病原体一般是细菌。根据感染部位，尿路感染可分为上尿路感染和下尿路感染，上尿路感染是指肾盂肾炎，下尿路感染主要是指膀胱炎。

尿路感染重在预防。首先要多喝水，保持小便通畅。人体每天都要排出尿液，尿液除了排出人体的"毒素"，还有一个重要的功能，那就是冲刷泌尿道。若平时饮水较少，排尿量和排尿次数就会减少，使得尿液在膀胱滞留的时间延长，容易导致细菌繁殖。所以，要养成良好的饮水习惯，才能保证正常排尿，冲刷尿道，不给细菌可乘之机。

其次要注意个人卫生，勤换内裤。尤其是女性，每天都会有少许阴道分泌物。别让内裤成为细菌的温床。另外，由于女性的尿道口与肛门接近，大便后要用卫生纸从前往后擦拭，以免增加尿道口被污染的风险。性生活是引起女性尿路感染的普遍原因，性生活前后都要注意清洁，而且，男性同样要清洁干净，以免把细菌带入女性体内。

"久坐工作族"的外阴局部会长时间处于潮湿闷热的状态，使细菌繁殖加快，在潮热的天气或环境里尤其明显。这类人最好穿着宽松衣服，内裤以全棉为佳，并养成多喝水、勤排尿的习惯。

泌尿道是身体的一部分，与周围的组织有着密切的联系，患有全身性疾病如糖尿病、高血压、慢性肾脏疾病、慢性腹泻等会使机体抵抗力下降，

尿路感染患者的食谱推荐：

## 竹叶茅根茶

### 鲜竹叶、白茅根各 10 克

放保温杯中，以开水冲泡，盖 30 分钟，代茶饮用。适用于尿路感染、尿中有红细胞的患者。

## 猪小肚煲

### 鲜车前草 80 克
（干品 30 克）
### 猪小肚 200 克

将猪小肚治净切成小块，加适量清水与车前草一起煲汤，用少许食盐调味。可治疗膀胱炎、尿道炎。

尿路感染男女老少都可发病，但女性比男性多见。半数女性在她们的一生中都有过尿路感染，这是由女性的解剖结构特点决定的。

增加尿路感染的风险，输尿管及肾结石、尿道狭窄、前列腺肥大等引起的尿路梗阻会更直接地引起尿路感染。有这些疾病的人，一定要及时治疗，控制病情，以预防尿路感染。当有尿频、尿急、尿痛、伴寒战发热、腰痛等症状时，一定要及时去正规医院接受诊治。尿路感染容易反复发作，所以治疗要及时，用药要足量、足疗程，不可随意停药。

在饮食上，要避免吸烟、酗酒、喝咖啡等生活方式的刺激，尿路感染患者还应少吃辛辣的食物，同时通过合理的饮食搭配，减少对尿路的刺激。另外，酸性、高糖、胀气的食物也不适合尿路感染患者食用。

# 尿路结石

尿路结石和饮食有很大关系，一些不良的饮食习惯会导致结石的形成，如饮水少、爱喝啤酒、草酸钙摄入过多、高脂肪饮食、维生素摄入少、晚餐太晚吃等。在日常生活中，要尽量避免这些不良习惯。

尿路结石是泌尿系的常见病，可发生于肾、膀胱、输尿管和尿道的任何部位，其中以肾与输尿管结石多见。尿路结石的成因与多种因素有关，流行病学因素、尿液因素、解剖结构异常、尿路感染，都可以导致结石的形成。

尿路结石和尿路感染与性别的关系刚好相反，尿路结石比较偏向男性，男性的患病率比女性高很多。尿路结石的症状会因结石所在的部位不同而有差异。肾与输尿管结石的典型表现为肾绞痛与血尿，在结石引起绞痛发作以前，病人可以没有任何感觉，由于某种诱因，如剧烈运动、劳动、长途乘车等，突然出现一侧腰部剧烈的绞痛，并向下腹及会阴部放射，伴有腹胀、恶心、呕吐及不同程度的血尿。膀胱结石的主要表现为排尿困难和排尿疼痛，临床表现为发病突然，剧烈腰痛，疼痛多呈持续性或间歇性，并沿输尿管向髂窝、会阴及阴囊等处放射，出现血尿或脓尿、排尿困难或尿流中断等。

尿路结石本身是一个并不严重的疾病，治疗起来并不复杂，但若是不把它放在心上，后果会很严重。刚开始结石还小时，患者不易察觉，也可能在运动时将结石排出体外，但随着结石体积逐渐变大，就会出现疼痛、血尿等症状。如果结石长期嵌顿，尿液排泄不能畅通，就会导致不可逆性肾功能损害，甚至发生肾衰竭，出现尿毒症。

尿路结石有手术治疗和非手术治疗两种方式。非手术治疗一般适合于结石直径小于 1 厘米、周边光滑、无明显尿流梗阻及感染者。非手术治疗方法也是尿路结石的预防方法，包括大量饮水以增加尿量冲洗尿路、促进结石向下移动，稀释尿液减少晶体沉淀。还有中草药治疗，日常生活中

尿路结石的饮食推荐：

## 金钱草玉米茶

**金钱草 30 克**
**玉米须 30 克**
**绿茶 5 克**

一起研末，用沸水冲泡代茶饮用。此茶有清热化湿、利尿排石的功效。

## 茅根赤豆粥

**鲜茅根 200 克**
（干品 50 克）
**赤小豆、粳米各 100 克**

将茅根放入砂锅内，加清水 1000 毫升，煎汁 700 毫升，去渣取汁，用汁将赤小豆、粳米同煮成粥。此粥能凉血止血、利尿排石，适用于尿结石血尿。

可选用如蒲公英、金银花、黄连等，以茶为饮品，有预防和改善结石的作用。也可以用针刺方法来增加肾盂、输尿管的蠕动，有利于结石的排出，但需要在医生指导下进行。或者经常做跳跃运动，也有利于结石的排出。结石容易复发，治疗后要注意预防复发。

若结石引起尿流梗阻已影响肾功能，或经非手术疗法无效，无体外冲击波碎石条件者，应考虑手术治疗。

# 多囊肾

多囊肾属于囊肿性肾脏病，因其病变广泛，可影响肾功能，故临床意义比单纯性肾囊肿更大。多囊肾是基因遗传性疾病，早期和无症状者无须特殊治疗。类属于中医学"积聚"、"腰痛"、"血尿"等范畴。

## 治病调理

定期专科门诊随诊、复查，防止肾脏并发症，保护肾功能，延长生存期，提高生存质量。生活调理应注意以下几个方面：

### （一）生活习惯

1.避免腹部创伤：肾脏肿大比较明显时宜用吊带代替腰带，以免引起囊肿破裂；睡眠时要正确调整体位，避免患处受压、挤压，更要防止碰撞患部，以免囊肿破裂，发生变证。

2.注意保持外阴清洁：如此可防止尿路和囊肿感染的发生，临床多见于女性。洗澡宜用淋浴，忌憋尿，尽量避免导尿及其他尿路器械检查。

3.注意休息，定期复查：起居有节，劳逸结合，避免剧烈的体力活动，避免一切肾毒性药物。

## （二）精神心理调适

正确对待疾病，保持乐观向上的思想情趣，这些因素可以提高人的免疫力，有利于战胜疾病，加强心理护理，学习和掌握有关疗养知识，积极地配合医生进行治疗。

## （三）其他

无症状的患者应定期体检复查，如血生化、肾功能、血尿常规、血压等项目。B超宜3个月到半年复查一次。

# 饮食调理

1.低盐饮食：每天2～3克食用盐为宜，少吃含钾、磷高的水果和食物。

2.饮食忌宜：低蛋白、低脂肪饮食、多吃富含维生素与植物粗纤维食物，保持大便通畅，碱性食物亦多食用，能起到辅助治疗作用。

酒类刺激多囊蛋白活性，加速囊肿生长，尽早戒除烟酒；忌食豆腐乳、臭鸡蛋类发酵性食品，这类食物可以加快囊肿生长速度。动物的内脏等熟食也不适合多囊肾患者食用，特别是动物肝脏，饮料类勿饮咖啡、巧克力等饮品。

# 慢性肾功能衰竭

目前来看，慢性肾功能衰竭是一种不可逆的疾病，在治疗上只能尽量减缓慢性肾衰竭患者进入终末期的进程，改善和提高病患的生存质量。

慢性肾功能衰竭简称慢性肾衰，是发生在各种慢性肾实质疾病的基础上的一个连续发展的慢性过程，在此过程中，肾实质遭到严重破坏，缓慢地出现肾功能减退直至衰竭。慢性肾衰病因复杂，在慢性肾功能衰竭患者中，有些是从肾脏疾病逐渐发展而来，但也有患者长期无症状，并无明确肾脏病史，发现时已是慢性肾功能衰竭。

按照肾功能损害的程度，慢性肾功能衰竭是逐渐发展的。刚开始时，肾脏的储备能力虽已丧失，但排泄代谢产物，调节水、电解质及酸碱平衡能力尚可以代偿，多数患者无特殊感觉。之后患者逐渐出现夜尿或多尿，并有不同程度的贫血表现，感到乏力、食欲减退、恶心及全身轻度不适等。严重者也会出现呕吐、腹泻。再发展下去可能会出现明显贫血及胃肠道症状，如恶心、呕吐、食欲下降、乏力、注意力不集中、精神不振等。最后的阶段叫终末期，也就是尿毒症期，这时患者表现为全身脏器功能衰竭，可出现血压增高、心慌、胸闷、恶心、呕吐、烦躁不安、呼吸困难、不能平卧、严重贫血，严重者甚至出现抽搐、昏迷，需要依靠透析维持生命，甚至因脑水肿、肺水肿、心功能衰竭而突然死亡。

在早期自觉症状不明显时，要积极治疗基础疾病，可以适当参加工作和轻体力劳动；当症状较明显、肾功能损害较严重时，要注意卧床休息，减少活动；若进入透析阶段，可以根据自身情况酌情增加或减少活动量，提高生活质量。

慢性肾功能衰竭患者长期受到病痛的折磨，一定要树立战胜疾病的信心，才能提高生活质量，有助于延缓疾病的进程。同时，避免一些会使病情加剧的因素，如感染、药物、饮食等。注意合理饮食和休息，以有效阻止病情进展。

饮食治疗是慢性肾功能衰竭患者治疗方案中很重要的部分。患者的饮食结构主要包括低蛋白饮食，或极低蛋白饮食基础上加必需氨基酸或 α－酮酸。因为减少蛋白质的摄入，能最大限度地减轻肾脏负担。同时，还要保持低盐饮食。盐本身对肾脏并无损害，但吃盐多，饮水会相应增多，引起血容量增加，加重水肿、高血压和心脏负荷。有水肿者，以每日 3 克盐为宜。高钾食品也要慎食，因为肾衰患者肾脏排钾能力下降，易出现血钾升高。高钾可抑制心跳，严重者可导致心搏骤停。高嘌呤食品、辛辣刺激性食品也为禁忌之列。

慢性肾衰竭的饮食推荐：

## 桑葚苡仁葡萄粥

**桑葚 30 克**
**生薏苡仁、**
**葡萄干各 20 克**
**大米 100 克**

将这些用料加适量水，同煮成粥食用。适用于湿热炽盛、阴液被耗、虚烦燥热、头晕耳鸣者食用。

## 参圆汤

**人参 6 克**
**桂圆 10 个**

共煮内服。适用于慢性肾功能不全贫血、心悸怔忡者。